Home Hospice Kaasan no Ie

ホームホスピス

「かあさんの家」のつくり方

ひとり暮らしから、とも暮らしへ

市原　美穂

木星舎

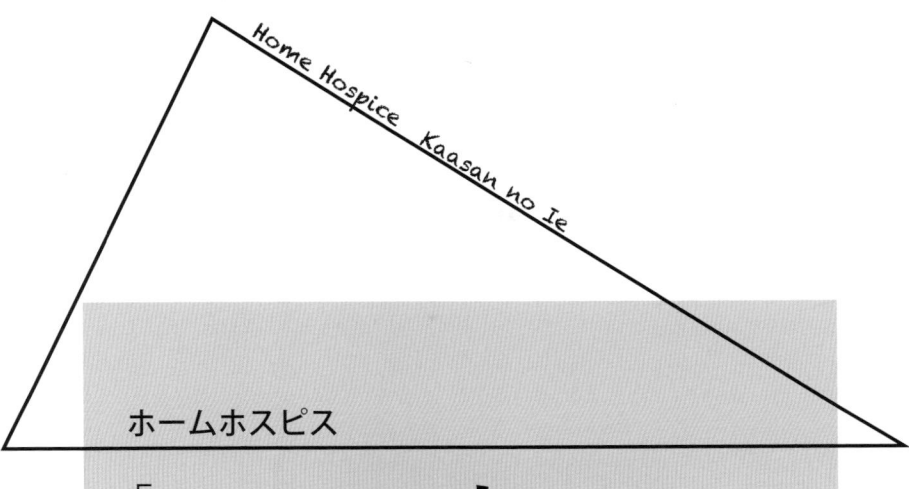

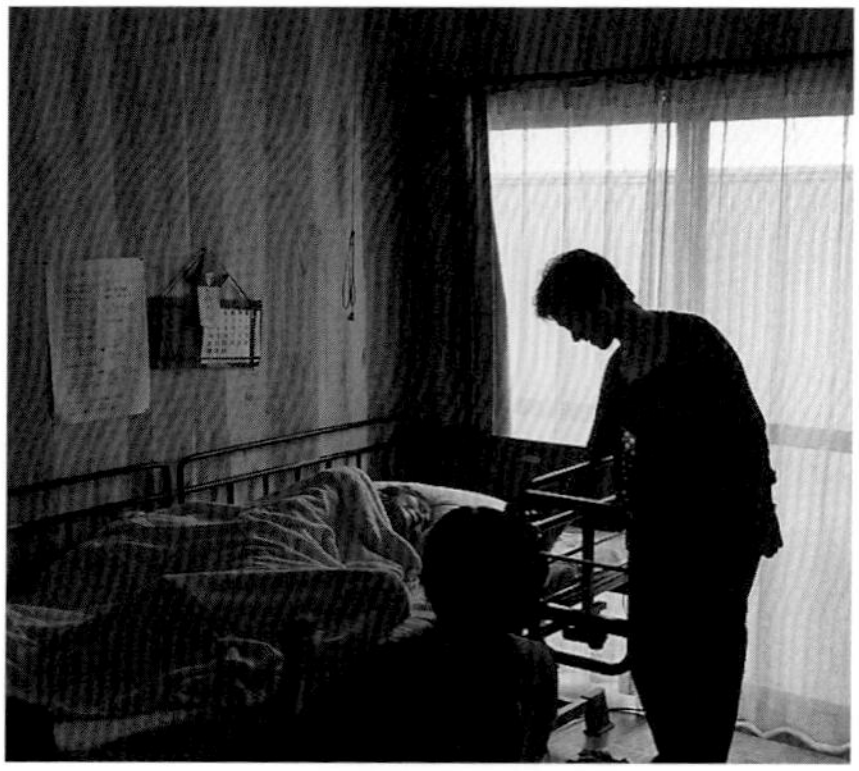

目次

目次

ホームホスピス「かあさんの家」の仲間

目次

ホームホスピス

「かぁさんの家」のつくり方

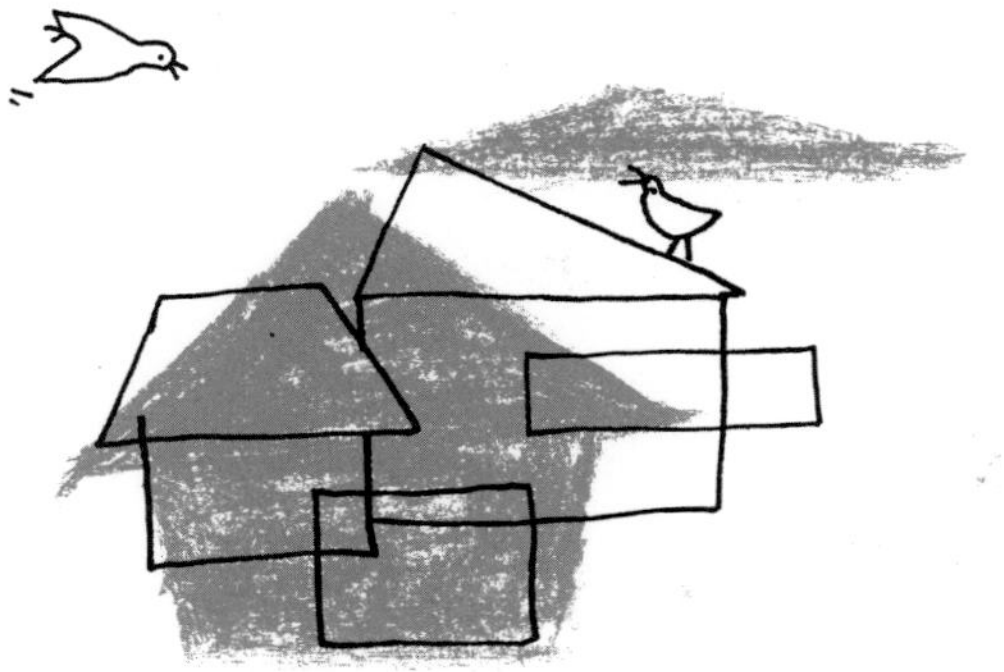

静かな朝

数年前に大ヒットした宮崎駿のアニメーション映画「千と千尋の神隠し」をご存じの方は多いと思います。その最後に、エンドロールで流れる「いつも何度でも」という曲、生と死を歌ったこの曲は不思議な明るさ、光に満ちています。その一節。

さよならのときの静かな胸
ゼロになるからだが　耳をすませる
生きている不思議　死んでいく不思議
花も風も街も　みんな同じ
（中　略）
はじまりの朝の静かな窓
ゼロになるからだ　充たされてゆけ

海の彼方には　もう探さない
輝くものは　いつもここに
わたしのなかに　見つけられたから

（作詞　覚　和歌子　作曲　木村　弓）

この歌は私にとって身近で暖かい光景を彷彿とさせます。「かあさんの家」のことを紹介するときによくお話しするKさんが亡くなった日のこと。

「かあさんの家」で看取りがあるとき、住人たちはとても静かです。認知症が進み一人では生活ができなくなったお年寄りでも、いつもの半分もヘルパーの手をとりません。「かあさんの家」全体で、その時を共有していることが感じられます。

最後の時、看取りのために集った家族、娘さんや息子さんたちがKさんにお別れをし、湯灌《ゆかん》の支度をしている間、幼稚園に通うお孫さん姉妹は小さな庭で声をあげて笑い、シャボン玉を飛ばして遊んでいました。

その光景を少し離れたところから見ていると、亡くなったKさんのゼロになる体が、涙や笑いにあふれた、変わらぬ日常で満たされていくのが感じられるのです。

死は非日常であり、同時に日常的な事象だと思います。そしてそれは、私たちが共有できることなのです。

「かあさんの家」は「看取りの家」です。人生の最後の時間をできるだけ穏やかに、まわりの人に大事にされ、病いがあっても、認知症があっても、ゼロになるその時までゆっくりとともに歩いていく家です。

「かあさんの家」を開いて以来、看取った人は三十三人になります。そのお一人お一人に貴重な思い出があり、その看取りを通して私たちは育てられてきました。

ホームホスピス「かあさんの家」をつくったわけ

ホームホスピス宮崎の活動

ホームホスピス宮崎の発足

「かあさんの家」の母体はホームホスピス宮崎（ＨＨＭ）です。ＨＨＭは一九九六年、有志が集ってはじめたホスピスケアの勉強会から発足しました。その構成は、医師、看護師、薬剤師、介護施設の運営者、遺族、患者体験者、行政職員などさまざまです。発足時に世話人代表になったのが、山田千代香さんです。山田さんは夫をがんで亡くしたばかりでした。夫君は病院で抗がん剤治療を受けておられましたがその後再発し、山田さんが自宅で看取りました。この時、体験した家族の不安や悲嘆などが彼女の背中を押して、代表を引き受けてくれたのでした。

発足の翌年には、チャプレン斎藤武による「臨床における全人的ケアの教育プログラム」（ＣＴＥ＝

クリニカルトータルエデュケーション）を開講、つづいて「ナースのためのカウンセリング講座」、今につづくホスピスボランティアの養成講座を開いています。一九九八年には、ホスピスケア市民講座を開催すると同時に在宅ホスピス協会宮崎支部を発足、翌年には、第一回在宅ホスピス協会全国大会をえびの高原に招致しました。同時に、宮崎市と宮崎市郡医師会に向けて「緩和ケア病棟及び在宅ホスピス支援センター設立の要望書」を提出しました。

二〇〇〇年にＮＰＯ法人格を取得、初代理事長は山田千代香さん、他に九名の理事で構成し、地域のＮＰＯとしての活動を開始しました。二〇〇三年からボランティアのための「宮崎聞き書き実践講座」を開いています。これが「宮崎聞き書き隊」として今日の活動につながり、高齢者の話を聞いて、その人生の一コマ一コマを活字にした小冊子『話しておきたい、私のこと』になりました。この小冊子も、毎年発行しつづけてもう七冊目、戦前・戦中・戦後を市井に生きた人の貴重な記録となり、その一方で、話しを聴くという行為がナラティヴケアの実践になりました。

発足した当時、ホスピスケアに取り組む市民団体として先駆けだったＨＨＭの市民講座に、故・中川米造はじめ川越厚、小笠原一夫、永六輔、日野原重明、柳田邦男、谷川俊太郎など錚々たる講師が駆けつけてくださいました。「ＨＨＭは地方にあっても、最新で、最良の学びをつづけたい」という私たちの願いどおりに、当時から現在にいたるまで、常にその分野におけるトップランナーの講師を招聘することができた私たちは大変恵まれています。

それを可能にした一つにはＨＨＭの活動が、ホスピスボランティア養成講座や宮崎聞き書き隊、ホームホスピス「かあさんの家」のように具体的な展開をみせていること、一つには営利を目的としない活動であること、そして宮崎の人たちのホスピタリティにあると自負しています。

ホームホスピス宮崎（ＨＨＭ）の現在

現在、ＨＨＭの活動は、当初から継続している「大切な人を亡くした人の集い」、「患者らいぶらり」、「宮崎聞き書き隊」などの定期的な活動の他に、講演会、ワークショップや演奏会等を開いて医療・介護に関して幅広くアプローチし市民啓発につとめています。また、宮崎市郡医師会病院緩和ケア病棟の園芸ボランティアもＨＨＭの会員です。ホームホスピス「かあさんの家」の運営と紹介が、重要な活動の一部であることは言うまでもありません。

こうした活動を支えるために、ＨＨＭでは宮崎市民に呼びかけて、趣旨に賛同する会員を募りました。会員に向けては、年会費として正会員五〇〇〇円、賛助会員三〇〇〇円、団体会員三〇〇〇〇円をいただき、ニュースレターの配信や教育プログラムの案内などを行っています。

また、二〇一〇年一月には、『病院から家に帰る時読む本――宮崎在宅ホスピスガイドブック』を、「宮崎をホスピスに」プロジェクトから出版しています（図書出版木星舎刊）。

本書は、それまで在宅ホスピスを推進してきた仲間たち――宮崎市郡医師会病院緩和ケア病棟医師、在宅療養支援診療所や病院の医師、訪問看護師、ケアマネジャー、地域包括支援センター管理者、看護学校教員、介護施設管理者、薬剤師、行政関係者等――とともにプロジェクトを組み、宮崎県の在宅ホスピスの状況を診療所、訪問看護ステーション、歯科医院、薬局等の医療施設、また特別養護老人ホームやグループホーム、宅老所等の介護施設を対象にアンケート調査し、その結果を中心にまとめたものです。「在宅」を自宅だけに限らず施設等も含めて広くとらえ、安心して最後を迎えることができる場所をさがし、それを支援するサービスや施設を紹介し、その利用の仕方までをわかりやすく案内しました。

本書の出版を準備しているあいだにネットワークがつくられ、医療・介護関係者に互いに顔がみえるつながりが生まれたのは、うれしい副産物でした。

ホームホスピス「かあさんの家」の開設まで

宮崎市郡医師会病院緩和ケア病棟が二〇〇一年に開設、私たちは当初の目的の一つを果たしました。二〇〇〇年は介護保険が始まった年です。国はその頃を境に、それまで病院中心だった医療体制から在宅中心の医療へ向けて急速に大きく舵を切りました。超高齢社会を目前にして、医療費が国の財政を圧迫しはじめ、それまでの病院を中心とした医療では早晩立ち行かなくなることがみえていました。

しかし、理由はともかく、自宅に戻れない人の在宅に代わる受け皿も用意されず、十分な説明もないまま入院期間は短くなり、治癒が望めなくなった患者は家に帰すという展開に、戸惑う人も多くなりました。さらに、並行するかのように、がん患者が増え、認知症のお年寄りも増えていきました。

それまでは、在宅ホスピスは「家に帰る」というプラスのイメージで受け取られていたのですが、行き場もないままに「帰される」というマイナスのイメージが強く付加されるようになってきました。「がん難民」、「老老介護」、「独居老人」、そうした名称がたちまちメディアに溢れるようになってきました。そのような中、在宅に熱心に取り組む医師や病院の連携室、宮崎市郡医師会病院緩和ケア病棟から、自宅に戻れない人をどうすればいいかという悩みを聞くようになりました。

ちょうどその頃、最初の「かあさんの家」となった曽師の家主であるUさんのご家族から相談がありました。Uさんは奥様を亡くされて一人住まい、認知症の進行に戸惑われるご本人に、入居された施設でも対応しきれず転々とし、ご家族は父親が落ち着ける場所を探しておられました。

自宅で一人暮らしが難しくなり、といって施設にも馴染めない人、医療依存度が高く施設に受け入れを拒まれた人、病院から家に戻っても老老介護であったり、常時、家族が側にいることができない等々の理由で介護力が足りないため家に戻れない人などが、共にゆるやかに暮らしていける家……、そのような人生最期の居場所がつくれないだろうか。

私たちが模索してきた人生最期の居場所としてのホームホスピスの一つのかたち、空いている民家を借りて入居者を募り、そこに在宅医や訪問看護師、ヘルパー、ボランティアなどさまざまな職種のチームが入るという構想が具体化できそうな条件がUさんの家にありました。HHMの主メンバーは女性が中心です。こうした場合に現実的に対応し、行動に移す、そして決断力があるのは女性かもしれません。

二〇〇四年六月、HHMは「かあさんの家　曽師《そし》」を開設しました。つづいてその年の十一月に「かあさんの家　霧島」、二〇〇七年四月に「かあさんの家　檍《あおき》」、そして昨年（二〇一〇年）十一月「かあさんの家　月見ヶ丘」を開設し現在に至っています。

ホームホスピス宮崎の理念

ＨＨＭを立ち上げるとき、私たちはその理念を以下のように表しました。

ホスピスの原点は、死に直面している患者さんやその家族に対する温かいもてなしの心です。そんなホスピスの心が宮崎の地に広く浸透し、市民が、安心して最期まで生きていける環境を整えることを、ホームホスピス宮崎（ＨＨＭ）はめざしています。

病におかされ、自らの死期を知った時、様々な肉体的病状、苦痛に加えて、不安と恐怖、悲嘆と絶望など心の痛みは、健康な時の想像を超えて深いものに違いありません。そんな時、自分が生きてきた場所で、家族に囲まれ、家族や友人あるいは自分との和解を遂げていく、この時間こそかけがえのないものです。

その時間を過ごす場として「ホーム」こそが最もふさわしいと考えています。「ホーム」とは、その人にとって安らぎを感じることができるところで、自宅であったり、あるいは施設であったりするかもしれません。

私たちは、死の瞬間まで、その時間がたとえわずかであっても、その人なりの生活が尊重されることを願っています。そして、誰もがいずれ迎える死の悲しみを、癒し慰めてくれるのは、やはり

「人」なのだと思っています。

患者とその家族が安心して、望む場所で望むように生の終わりを全うできるために、地域のかかりつけ医と協力して支え、援助する「人と人」との関係を作っていきたいと願っています。

ＨＨＭの運営の土台となり、会員が共有する大切な理念をことばにするため、私たちはそれぞれが仕事を終えた後、幾晩も集って思いを語り合いました。十年経った今、「かあさんの家」を支えているのはこの時ことばにした理念です。そして、この理念をスタッフが共有すること、ご家族をはじめ医療・介護関係者のみなさんに理解していただくことがとても大切なことと考えています。

さまざまな困難に出合うたびに、この基点に立ち戻り、踏みとどまることで、大きくゆらがずに対処できてきたのだと思います。

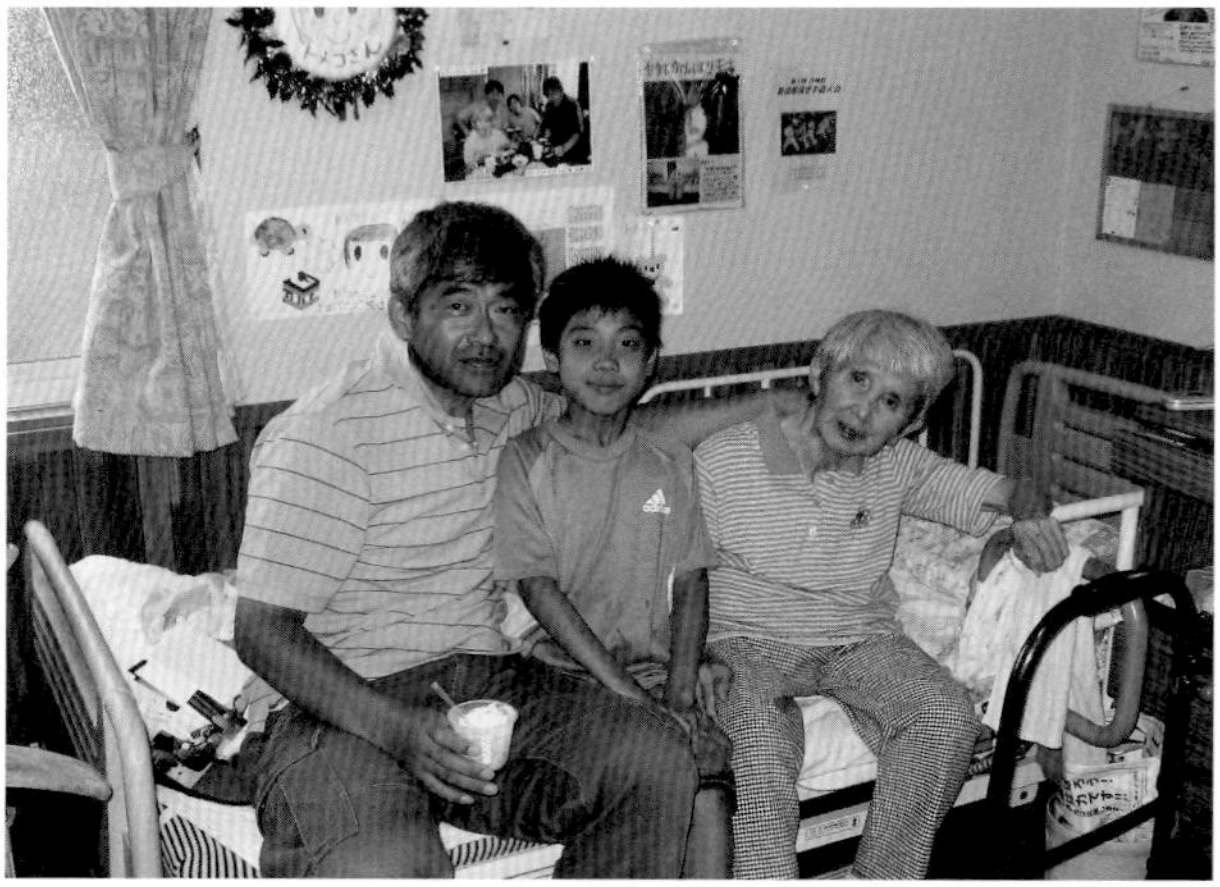

訪ねてきた息子と孫と一緒に。「かあさんの家　檍」

ホームホスピス「かあさんの家」のかたち

「かあさんの家」は、ホームホスピス＝在宅ホスピスの一つの形態です。在宅ホスピスとは、病院ではなく家（ホーム）で看取ることをいいます。「家」といっても、必ずしも「自宅」だけを指すものではありません。訪問看護ステーションや在宅療養支援診療所をはじめ医療面では在宅サービスが充実してきましたが、核家族化した現代社会で、病気を抱えて自宅で終末期を過ごすことはまだまだ難しいのが現状です。

それを補完する施設がいろいろと模索されています。自宅ではないけれど自宅に近いかたち、また、自分が暮らしてきた町や地域にある「家」に近いこぢんまりとした少人数を対象とした施設、例えば、宅老所やグループホームがそれで、看取りまで視野に入れた特別養護老人ホームなどの施設も今、増えつつあります。また、在宅ホスピスを助けるデイホスピスなどの試みもあります。

しかし、超高齢社会を迎えた今、それらの補完施設の数が圧倒的に足りないのが現状です。

ホームホスピス「かあさんの家」を開いて、今年（二〇一一年）で七年目を迎えます。その間、医療・

福祉に携わる人、行政、マスコミ関係者などさまざまな分野から多くの人が見学に来られ、その数は年を追って増えていきました。「かあさんの家」を見て、「私も作りたい」、「モデルにします」、「これが私の作りたかった家」そう言って地元に帰られる方がいます。その言葉に私たちも励まされます。

「かあさんの家」のかたちは、決して出来上がったものではありません。入居者、家族、スタッフ、そして地域との関係性の中でしなやかによりよいかたちを模索し続けたいと思っています。

私たちは同じ志をもった人を応援し、連携していきたいと考えています。

『ホームホスピス「かあさんの家」のつくり方』と本書に題名をつけましたが、それぞれの地域で、その地域にあった「家」のかたちがあると思います。私たちが試行錯誤した「かあさんの家」の基本とする考え方（条件、役割など）がヒントになって、このようなホームホスピスが全国に広がり、仲間が増えていくことを願っています。

公的サービスの外付け利用

個別の医療・介護サービスの保障

「かあさんの家」の住人は、それぞれ自宅に住民票を持っています。入所というかたちではなく、HMが借りた一軒の家で共に暮らし、そこに医療と介護のサービスをもってくる（いわゆる外付け）、それがホームホスピス「かあさんの家」の基本です。

そこに、介護職のスタッフが常駐しており、入居者の生活のケアをします。「かあさんの家」はまず「家」であり、生活をする場所です。ただし、入居者には必ず二十四時間対応の在宅療養支援診療所の医師が主治医としてついており、訪問看護サービスは主治医意見書に基づいて提供されます。

「かあさんの家」として特定の医院、訪問看護ステーションと連携しているわけではなく、ケアマネジャーも入居者それぞれにいます。依頼があれば、医師や訪問看護ステーションを紹介し、当会が運営する介護支援センターぱりおんからケアマネジャーが入りますが、あくまでも一人一人の状態に合わせて、原則として入居するまで受けてこられたサービスを継続して使ってもらっています。

入居者はそれぞれの介護保険の枠内で訪問看護、訪問入浴や訪問リハビリなどを使いながら、他事業所のデイサービスやデイケアに「かあさんの家」から出かけます。介護度が一、二程度の人の場合は、サービス内容を固定せずに、その人にあったデイケアやデイサービスなど外部のいろいろなサービスを利用し、適度に刺激のある日常を通して、アクティヴィティの維持が図れると考えています。

常駐するスタッフとしては、当会が運営する訪問介護ステーションぱりおんから派遣する介護職が入っており、一軒あたり平均六名のヘルパーが、夜勤一名、日勤二名で、二十四時間二交替の勤務体制で入居者の日々の暮らしを支えています。そして、彼らが外部の医療・介護のチームと密に連携を取ることで、入居者の個別サービスが保障されます。

透明性の確保

サービスの外付けは、その施設にいろいろな職種の人、いろいろな事業者が入ることを意味します。

今、居宅介護支援事業所ぱりおんでケアマネジャーをし、「かあさんの家」全体のケアをコーディネートしている祐末めぐみさんは、以前は他施設のケアマネジャーでした。患者さんやご家族本位の厳しい視線で、開設して間もない「かあさんの家」の足りない点、見えていない点を手厳しく指摘する彼女の言葉で、私たちは多くのことを気づかされました。中にいては見えないことも多々あるのです。

さらに、医療面のケアが欠かせず、病状の厳しい状態の人が病院から移ってくることが多い「かあさんの家」では、常に入居者に対してより細やかな対応と細心の注意が求められます。スタッフは、入居者に「いつもと何か違う」変化があればすぐに主任に連絡し、医師や訪問看護師に来てもらわなくてはなりません。こうしたミスが許されない状態を内側だけで守っていくのは危険です。

「これだけがんばっているのだから……」とケアする側が独善的にならないためにも、外部との交流、他者の目が常にあるということは重要です。そしてそれが、介護施設や在宅で求められる「透明性」を保つことにつながると思います。

入居対象者

入居者は、原則として終末期の人を優先していますが、介護保険の対象者には限らず、病気の種類も年齢も関係ありません。

なかには、介護保険対象外で元気なお年寄りもいらっしゃいます。そういう方は、買い物に出かけたり、近所を散歩したりとごく普通の生活をされていますし、お友達を訪ねたり、外泊したり、食事に出かけたりもされます。「かあさんの家」を老いの伴走者と決めて、ここで共同生活をしながら最後まで暮らしたいという方です。その一方で、年齢が六十五歳以下でも重篤な病状で、「最後の場所」という思いで入居する方もいらっしゃいます。

医療的ケアの提供

家族に代わる医療的ケアの支援

医療依存度の高い入居者が多い「かあさんの家」では、家族に代わる者として介護スタッフが痰の吸引や胃ろうの管理、褥瘡の手当てなど、医療的ケアを支援します。重篤な病状で入居した人の場合、二十四時間の見守りと手厚い看護が必要となりますが、私たちは担当の主治医や訪問看護ステーションと緊密な連携をとり、指導を受けながら最後まで看てきました。そこには、後述するスタッフの二・五人称の見守りが欠かせません。

「かあさんの家」では、このような医療的ケアが必要な入居者に対して、質の高い、より安全なケアを提供することが必須となります。

基本的な考え方として、入居者の生活を支えるためには、どのような状況でも――例えば、終末期の数日であっても――当人が望む場所で、ケアを提供できなければならないと考えています。ですから、当人や家族が病院のケアを望めば、受け入れてくれる病院を探します。しかし、実際にはほとんどの入居者が「かあさんの家」で最後まで暮らすことを望まれます。

私たちが提供するケアは、生活の場で最後まで生きるためのケアです。それを可能にするためには、介護職であるスタッフが家族に代わって行う医療的ケアが生活のケアの一端として必要になってきます。自宅で家族が行うケアを、スタッフが代行するわけです。そのために必要な医療的ケアのサポートを介護スタッフが安心して安全に提供するためには、医療スタッフとの密な連携がなくてはなりません。まず、医療的知識と技術を実際のケアの現場で訪問看護師から指導を受ける。かかりつけ医の管理の下に手取り足取りで学ぶ。緊急時の連絡体制を確実にしておく、これらのことが大前提です。

また、そうした場合に家族に代わって医療的ケアをスタッフがサポートするという同意書を、事前に本人・家族と取り交わしておく必要があります。

しかし、最も大切なことが、本人とスタッフとの信頼関係にあることは言うまでもありません。いつも声をかけ、体に触れて生活のケアをしてきたスタッフが、医療的ケアをサポートする、そこにはそれまで築き上げてきた信頼関係の上の安心感があるということを、私たちは幾度も経験してきました。

日常的な配慮

直接、医療的ケアをするばかりではありません。それ以前に、日常的な配慮で病状の重い入居者をサポートします。

今も元気に「かあさんの家」で過ごしておられるFさんは、入居時は腎不全で「人工透析を受けなければ、もっても一、二カ月」と言われる状態でした。ご家族はFさんの「最期の場所」として入居を希望されました。スタッフはそんなFさんに対して、献立を生野菜から温野菜にするなど工夫し、小さな傷にも注意するなど日常的に健康に気を配り、看護師の助言を得ながら見守ってきました。そうしたきめ細やかな日常的な配慮に加えて、主治医が訪問し、定期的に訪問看護ステーションが経過観察をすることで、Fさんはもう二年以上「かあさんの家」で穏やかな日々を過ごしておられます。

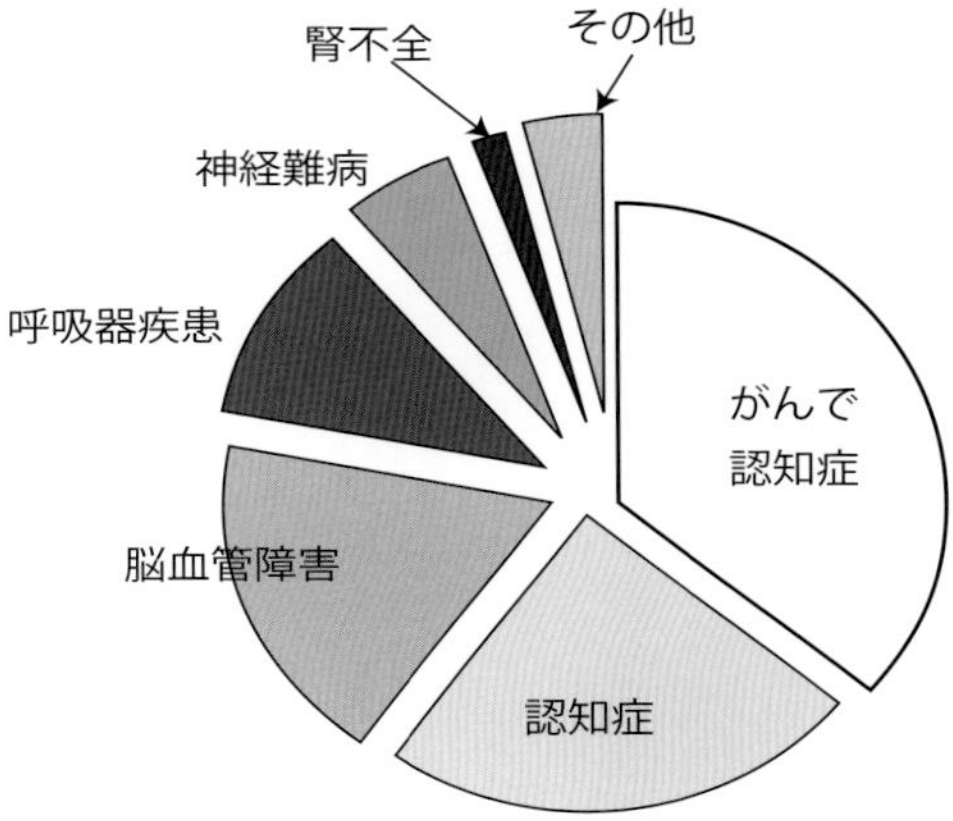

図１　「かあさんの家」の入居者の病名

透析することもなく、寝たきりになることもなく、皆さんと一緒に食卓を囲み、日常の生活を続ける彼女を見て、医師も首をひねります。医療者ではない私たちはその理由はわかりようもないのですが、高齢者の身体的機能は、細胞レベルで若い人とは異なるのかも知れません。

図1は、「かあさんの家」の入居者を病名で分類したものです（二〇一一年二月末現在）。

ホームホスピス「かあさんの家」では、病いを抱える入居者に対する医療的ケアと日常的な配慮は必須条件と考えます。

「最期の場所」の提供

老いの坂道の伴走

「かあさんの家」の入居者は、長い方で七年になります。

入居当時は要支援だったIさんは、自室で趣味の機織りをしたり、買い物や散歩に行ったり、ケアサロン恒久に出かけてニコニコとおしゃべりの輪に加わったりと、スタッフの手を借りて生活を維持してこられました。それでも、老いの坂道はゆっくりと下向しています。要介護認定を受け、今、少し認知症が入ってきました。同居者の顔ぶれも少しずつ変わってきました。長身の彼女は背骨が曲がってきて、みんなと一緒に食卓についても食事がしづらくなってきましたが、それを馴染みのスタッフが支え、ともに暮らす仲間は彼女の食事が終わるまで食卓を離れません。

彼女が高齢故の疾患をかかえるようになっても、仲間とともに暮らしてきた「かあさんの家」で生活できるよう私たちは支え続けます。そして、いつかくる最後の日には、Iさんのご家族とともに側にいてお手伝いしたいと思います。

「最期の場所」の提供

Iさんのようにゆっくりと時の流れとともに坂道を下っていくケースもありますが、本当に短い期間

ホームホスピス「かあさんの家」のかたち

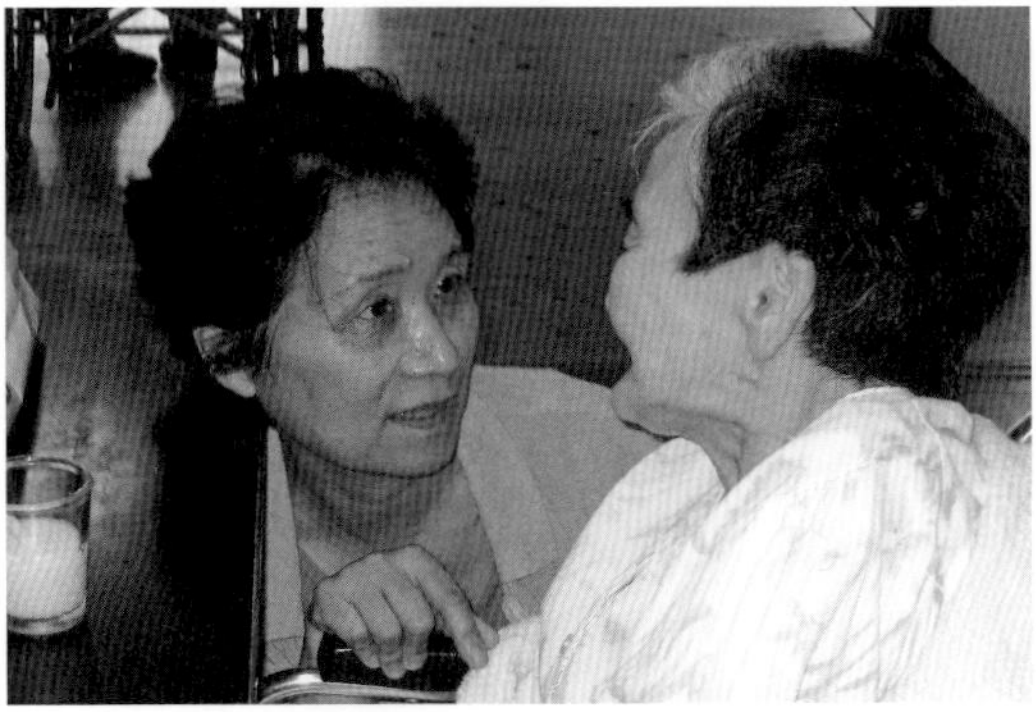

「お元気ですか」目線を合わせて

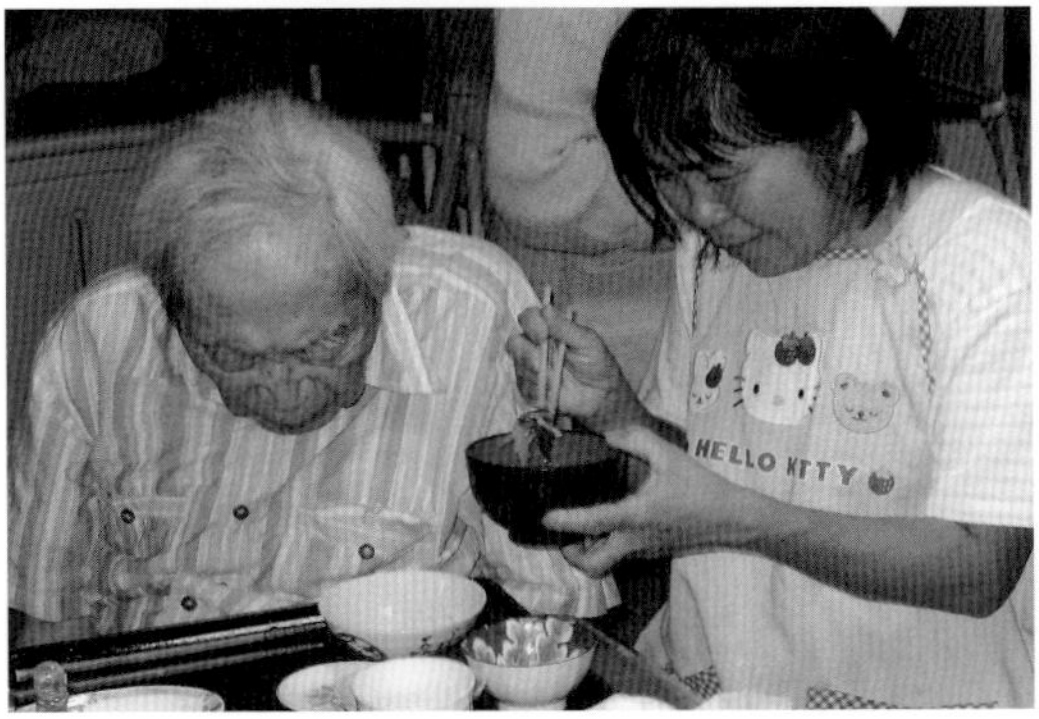

「もう一口……」一人一人のスピードに合わせた食事

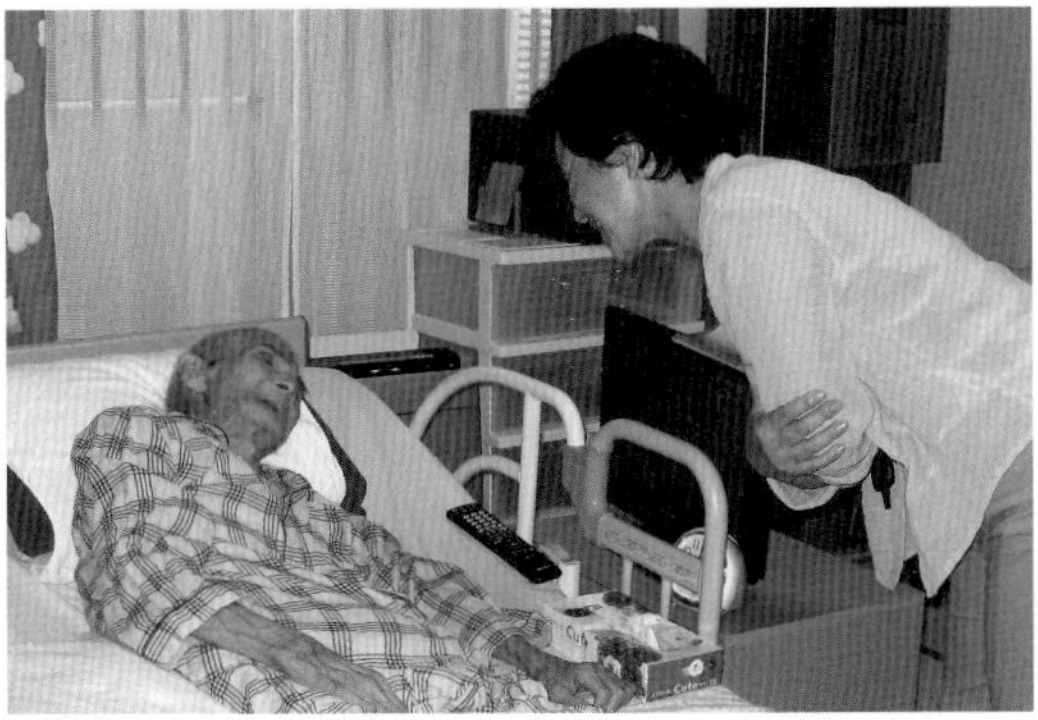

「お加減はいかがですか」

の入居者もいます。そうしたケースは、医療連携室から相談されることが多くなります。「最後は家で」というご本人・ご家族の思いがあるけれども、介護力が弱くて家で看取ることができない。そういう緊急の事態で、本人にもうあまり時間が残されてない場合は、なんとかベッドを入れて受け入れるようにしています。

がん末期のるい痩が顕著で言葉もすでに出せなくなった父親が入居したその日、家族には「もう一度元気になって」というような望みはありません。父親が苦しまないように、「あんなに嫌がっている痰の吸引を無理にしないで」ふつうにやさしく見守って欲しい、そういう思いを、付き添ってきた娘さんや息子さん夫婦は切々と訴えてこられます。

ケアマネジャーは隣の食堂のテーブルで手続きをしながらゆっくりとお話しをうかがい、ご家族の苦労を労います。病棟に出向いて引き継いできた担当の在宅医がすぐに来訪して、ご本人に声をかけ、脈を取り、一足先に来ていた訪問看護師さんにいくつかの必要な処置を依頼すると「また、明日」と患者さんとご家族、スタッフに笑顔を向けて帰る。緊迫した空気がゆるやかにほどけていきます。

それから数日、時に数週間をご家族と共に見守り、見送る……。

「かあさんの家」には、ゆるやかな老いの延長に迎える死も、少し早い死もあります。こうした緊急の支援も含めて、「最期の場所」の提供は、かあさんの家の役割だと考えます。

受け皿としての役割

がんになって治療の手立てがない場合、病院から退院を要請されます。その場合の転院先として、緩和ケア病棟や医療療養型病床などがありますが、ベッド数は限られており、社会的入院をきらう国の最近の医療体制の中では、長期になれば退院し療養施設を探すか、自宅での療養に移らなければなりません。それまで医療の対象であった人が介護の対象にもなるわけです。その反対に、介護の対象であった人が医療の対象にもなります。病院に入るまでは見られなかった認知症の症状が、入院によって環境が変わり急速に進むということが、高齢者の場合にはよくみられます。

しかし、現在、介護施設では重度の認知症でがんなどの重篤な病を患っている高齢者が入所できるところは少なく、看取りまで出来るところはさらに限られています。それまで暮らしていた施設が、病院から退院した人を受け入れないということはよくあります。

今、少しずつ介護施設でも看取りをするところが増えてきましたが、その場合でも、それまで入所していた人が徐々に認知症が進み病気になったときには、「最後まで看ます」というくらいの対応で、それまで縁がなかった人の入所を受け入れるところはほとんどありません。

と言って、帰っても介護の手がない……そうした場合の受け皿の一つとして、ホームホスピス「かあさんの家」の役割があります。

民家であるということ

生活のにおい

「かあさんの家」の発想は、「もう一つの場所」の確保にありました。医療施設から退所したら在宅、あるいは介護施設という選択だけでは現状に対応できていません。「施設でもない、自宅ではないけれど、もう一つの家」が作れないかと考えました。さらに、新しくそうした「家」を作るのではなく、宮崎市内に点在している空家を利用すれば初期費用がおさえられて、地域に根ざした「家」が低い予算でも実現できる、現実的で具体化しやすい案と思いました。

最初に開設した「かあさんの家　曽師」の家主、Uさんのご家族からのご相談はこうした構想を具体化できる絶好の機会でした。ベッドの持ち込みや風呂場、トイレなど少し改修しただけで、それまで生活の中で使ってきた食器や家具、家電など家にあるものをそのまま使わせてもらいました。

私たちが予想していた以上にこれはうまくいきました。生活のなかで使われてきたものは、馴染みやすく使い勝手がいいものです。しかし、何よりも、民家のもつ包容力に改めて気付かされました。

日本家屋がもつ空間が、入居者に安心感をあたえるようなのです。木造の日本家屋には、ふすまや障子の紙の匂い、畳の匂い、それにごはんやみそ汁や醤油の匂い、お風呂をたくにおいがしみ込んで一体化した生活の匂いがあります。柱や障子で間仕切っても人の気配が感じ取れるくらいのほどよくプライバシーを守る部屋、そこに入ってくる生活音や人声、狭い庭によく知っている草花が植わり、スズメがエサをついばむ物干し台に洗濯物がひるがえる——生活が電化され便利になっても、暮らしに馴染む家屋のあり方は本質的に変わりません。

介護スタッフにとっては、入居者の気配が感じ取れる空間が何より大切です。ベッドにナースコールが付いていないのですから、身動きする物音や小さな呼び声、寝息、においを感じ取ることがケアの基本です。

そして、何より使われていない民家を利用するということは合理的だと思います。

私は、宮崎の町を車で走るときについ、空き家に目が向いてしまいます。この間まで人が住み、暮らしていた家、生活のにおいが残る家があちらこちらにあるのです。「家」は、人が生活してこそ「家」なのです。そしてこれには、あとでお話しする地域におけるその「その家の信頼」という貴重な財産がついてきました。

「かあさんの家」の見取り図

次ページ（二六～二九ページ）に示すのが「かあさんの家」の見取り図です。

特に重要になるのが火事が起きた場合の避難経路です。当然のことですが、それ以上に常日ごろから十二分に防火に注意することが大切です。スプリンクラーはつけていません。普通の民家でスプリンクラーが誤作動をしたら、その家は使用できなくなります。

また、要所要所をバリアフリーにしていますが、改築はほどほどです。住人がお風呂に入るとき、お手洗いに行くとき、散歩に出かけるとき、必要に応じてスタッフが介助しますから、スロープをつけたり段差をなくしたりする改修は、お年寄りがいる一般の家庭の配慮と変わりません。

かあさんの家　曽師

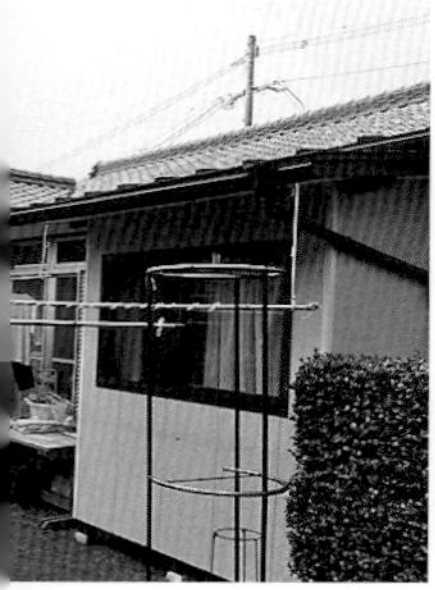

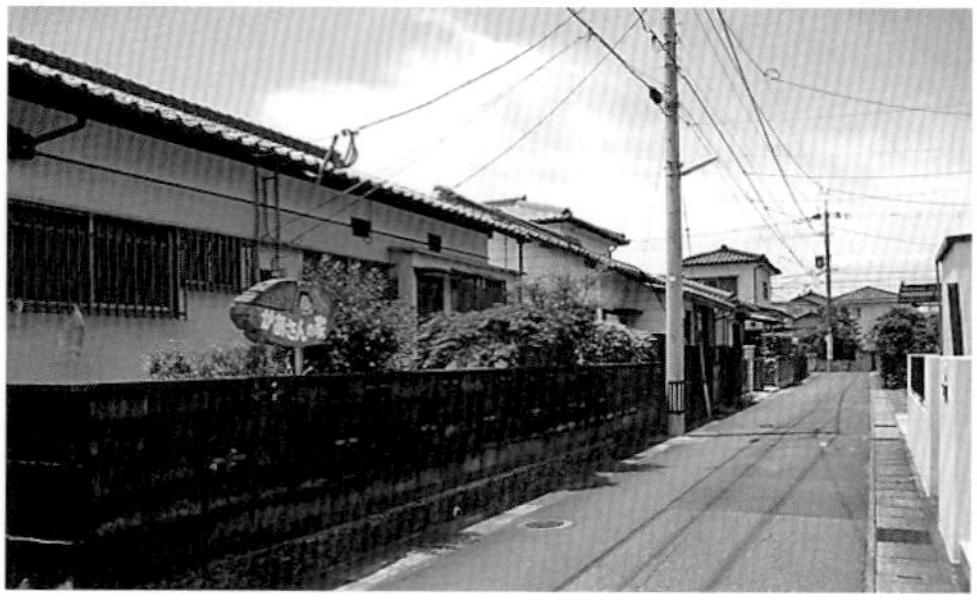

曽師の町並み

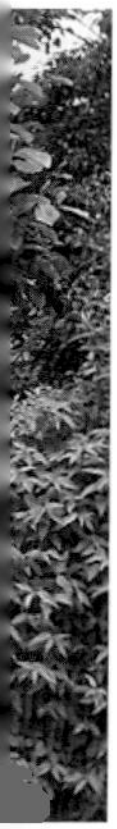

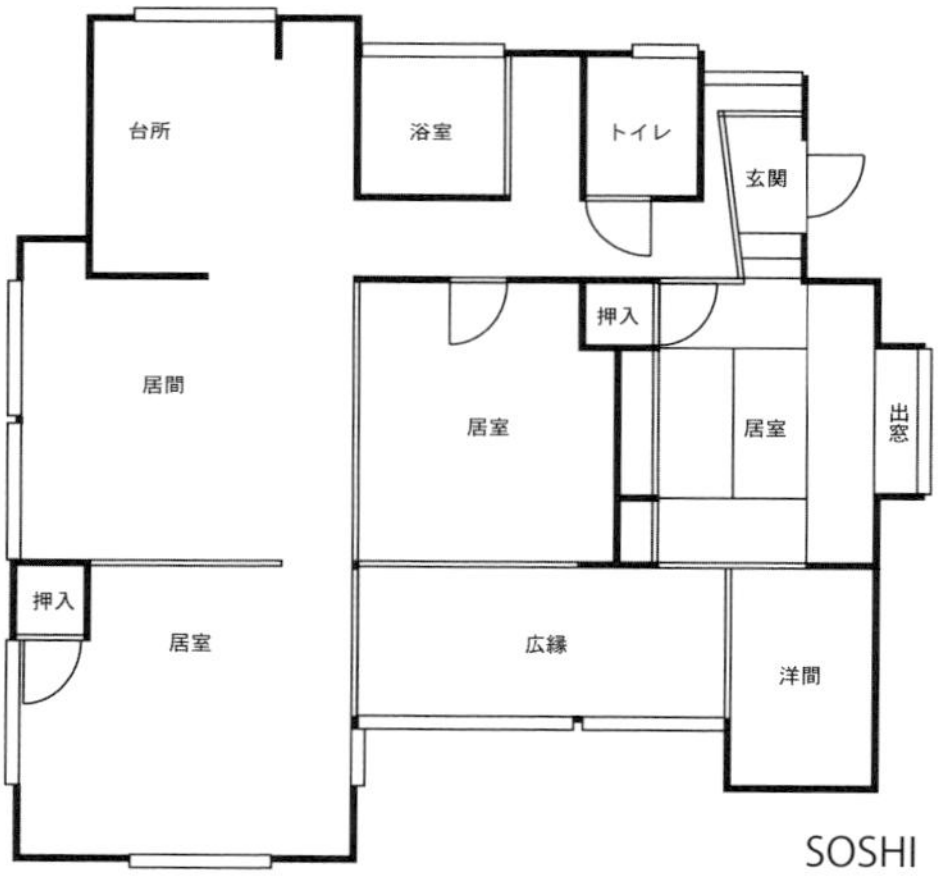

SOSHI

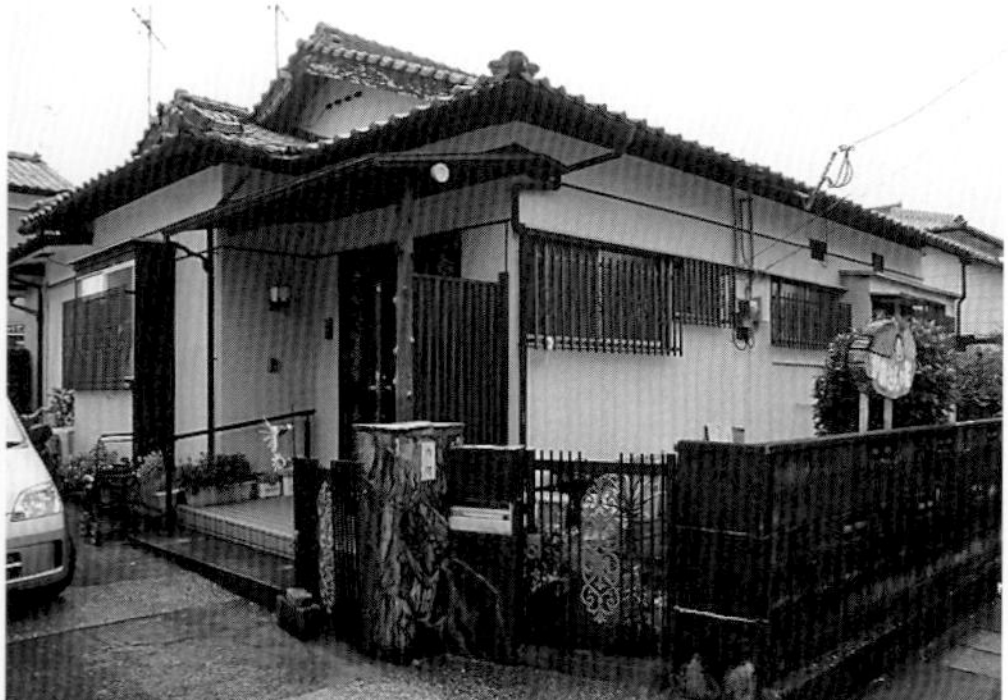

「かあさんの家　曽師」の家屋

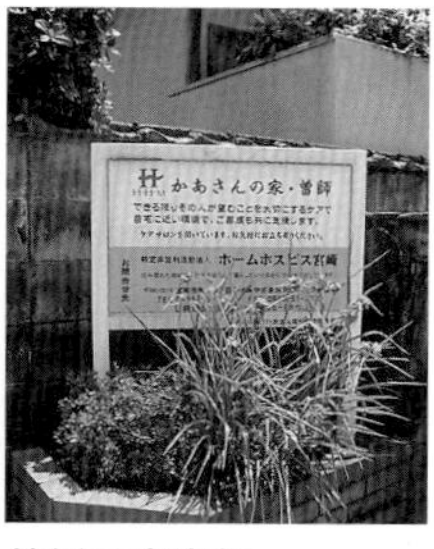

曽師の案内板

ホームホスピス「かあさんの家」のかたち

かあさんの家　霧島

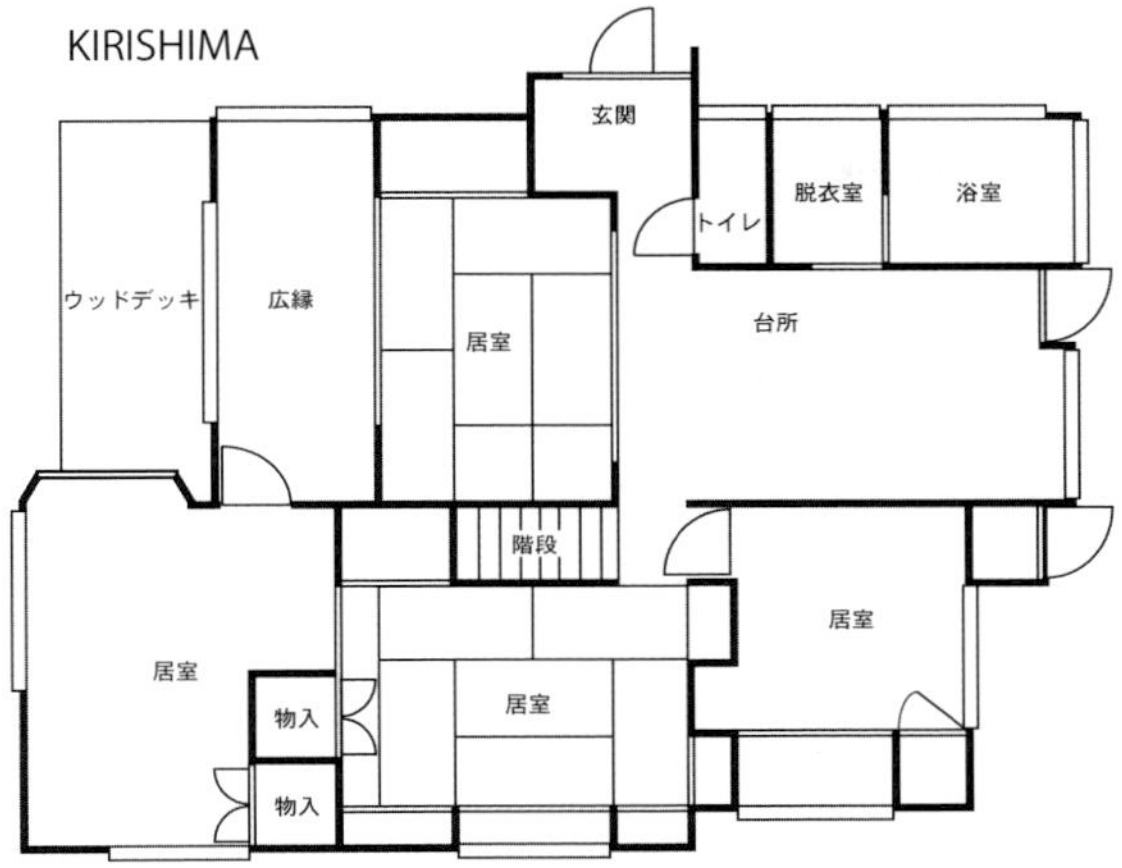

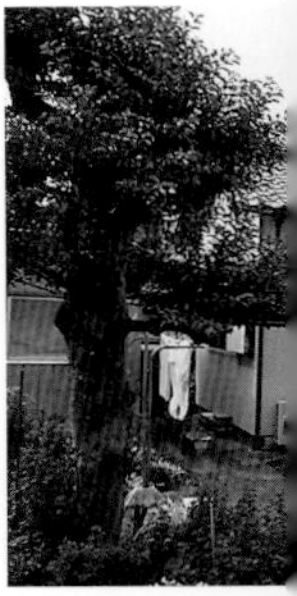
曽師のテラス

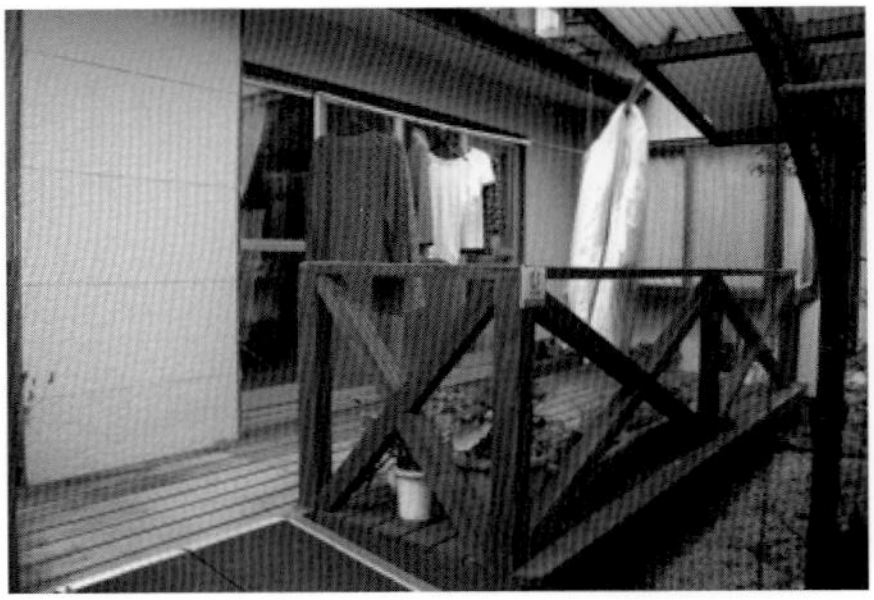
霧島のテラス

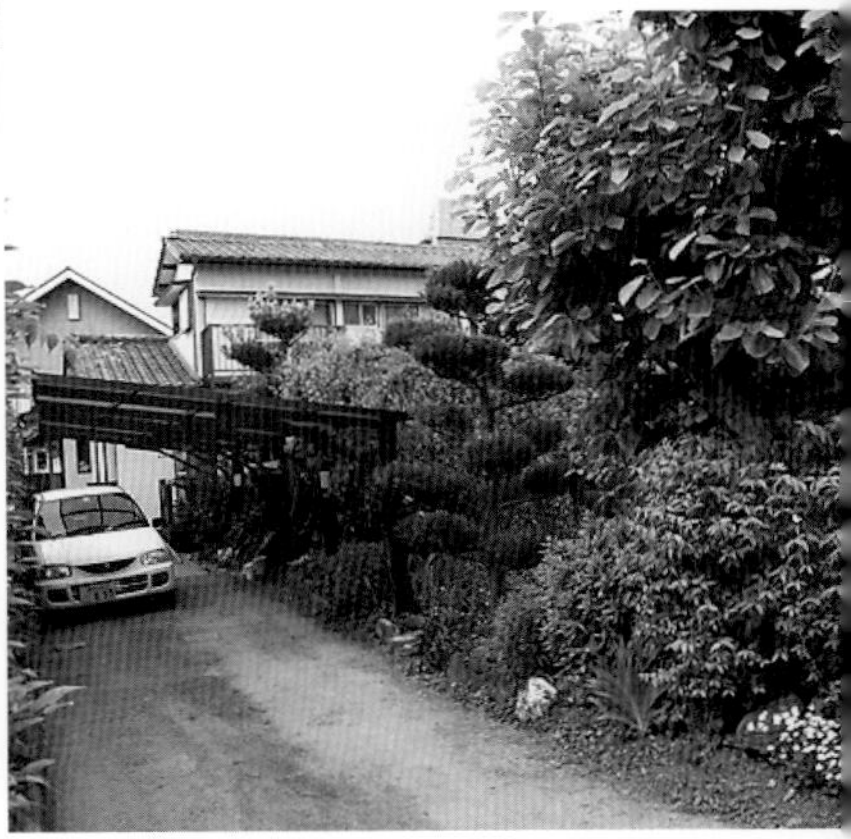
「かあさんの家　霧島」庭に沿った小道

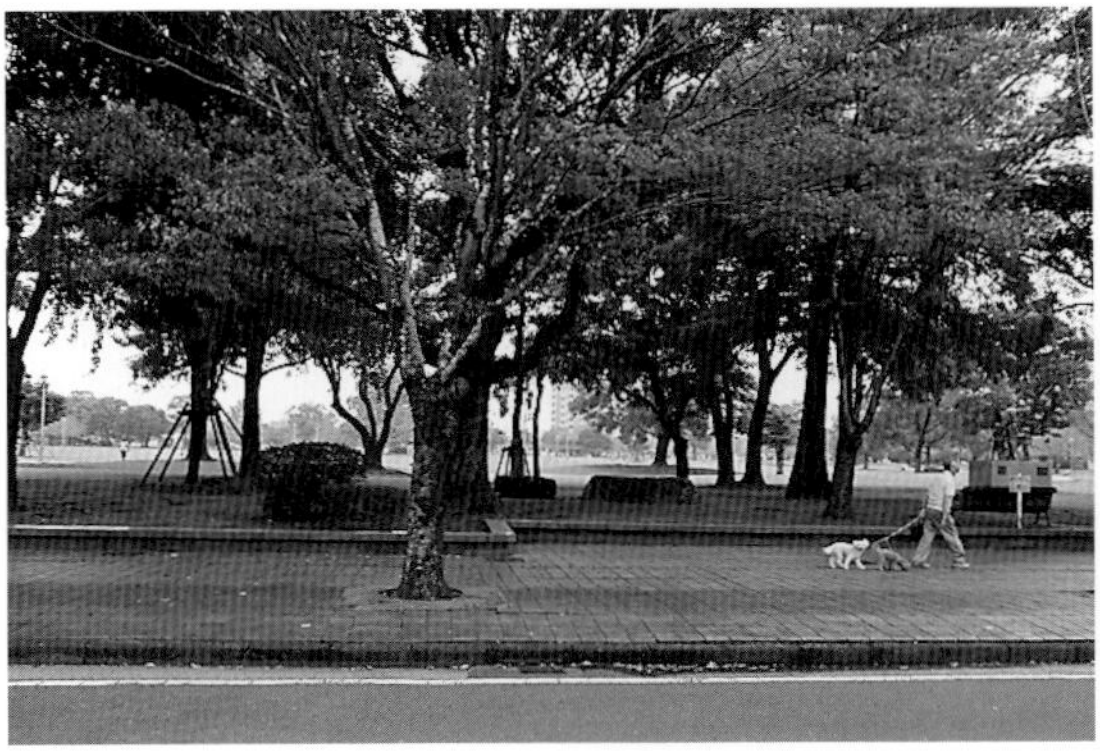
霧島の住人の散歩コース。宮崎県総合文化公園

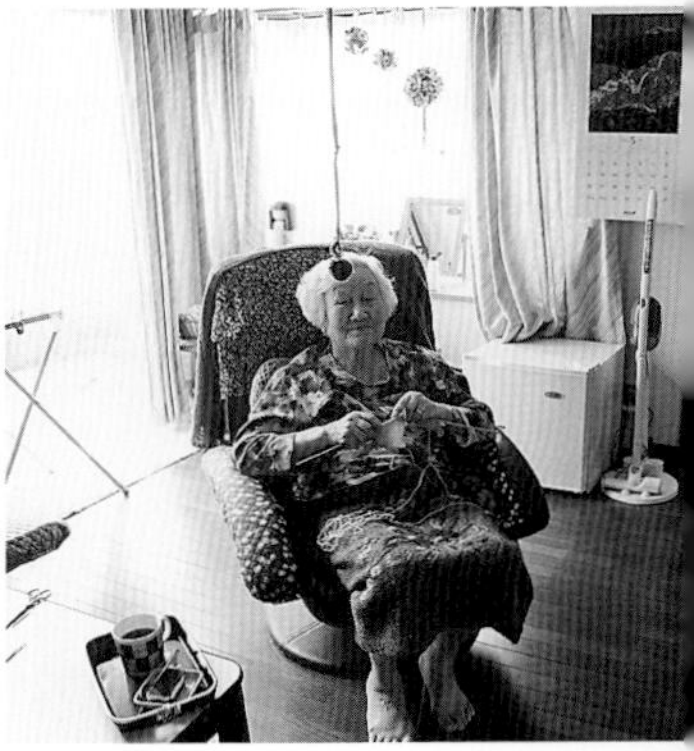
霧島の一室でくつろぐ入居者の婦人

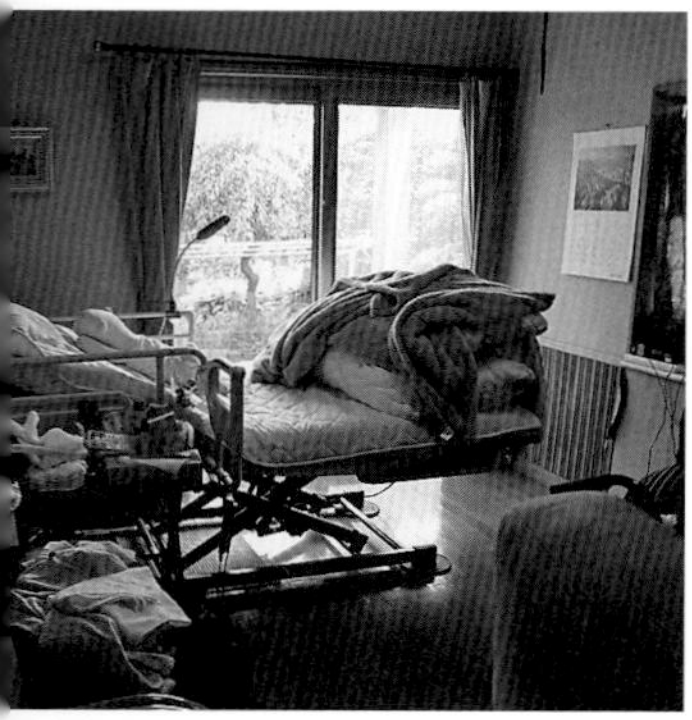

「かあさんの家　檍」の一室

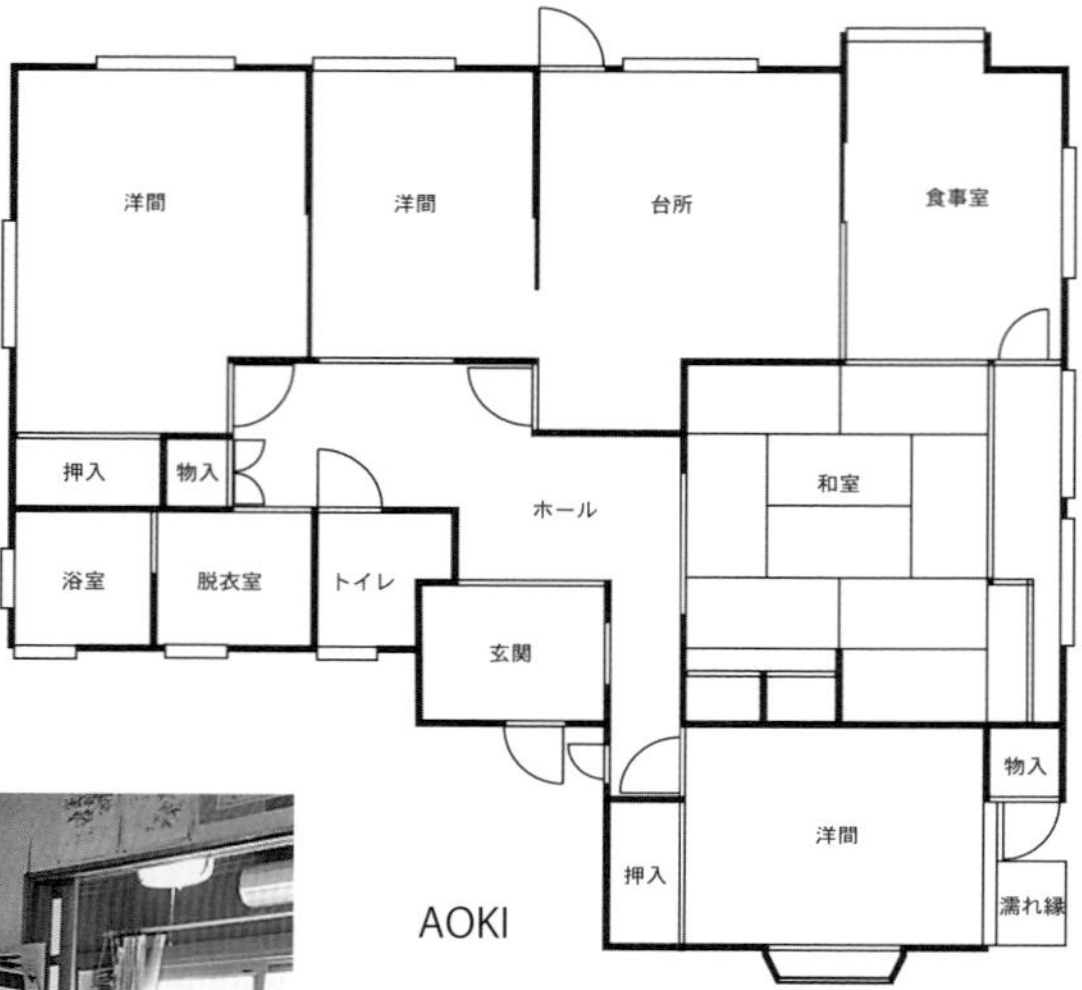

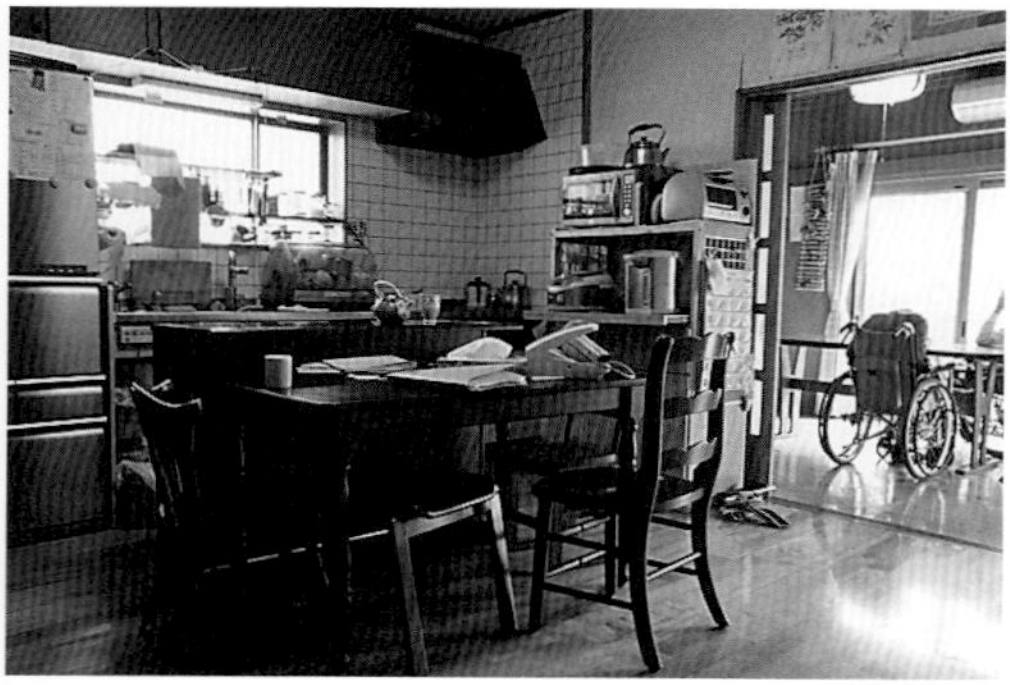

檍のダイニングキッチン

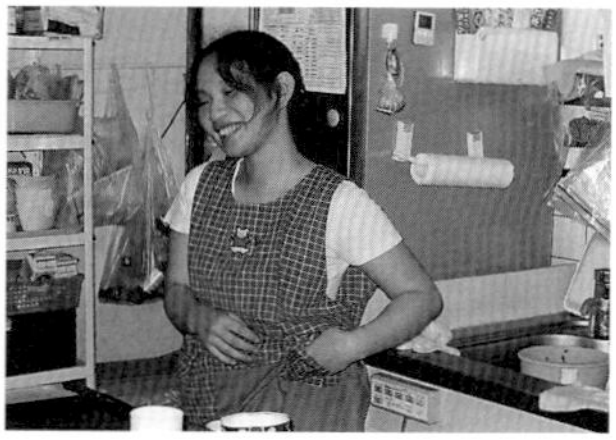

檍のスタッフ

かあさんの家　檍

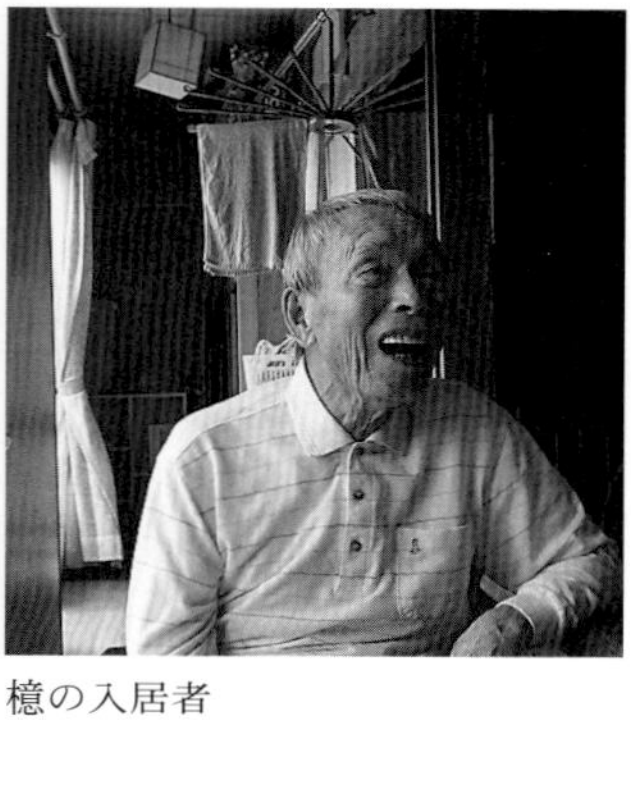

檍の入居者

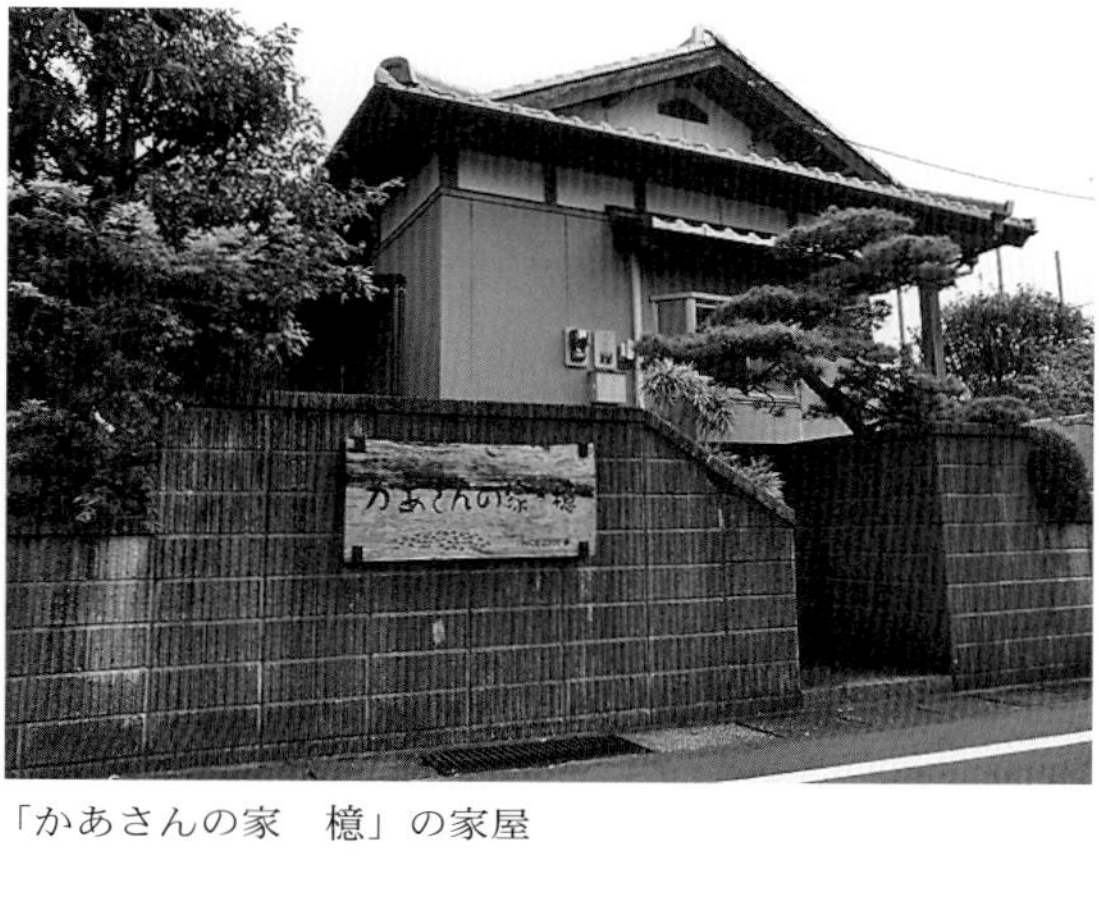

「かあさんの家　檍」の家屋

ホームホスピス「かあさんの家」のかたち

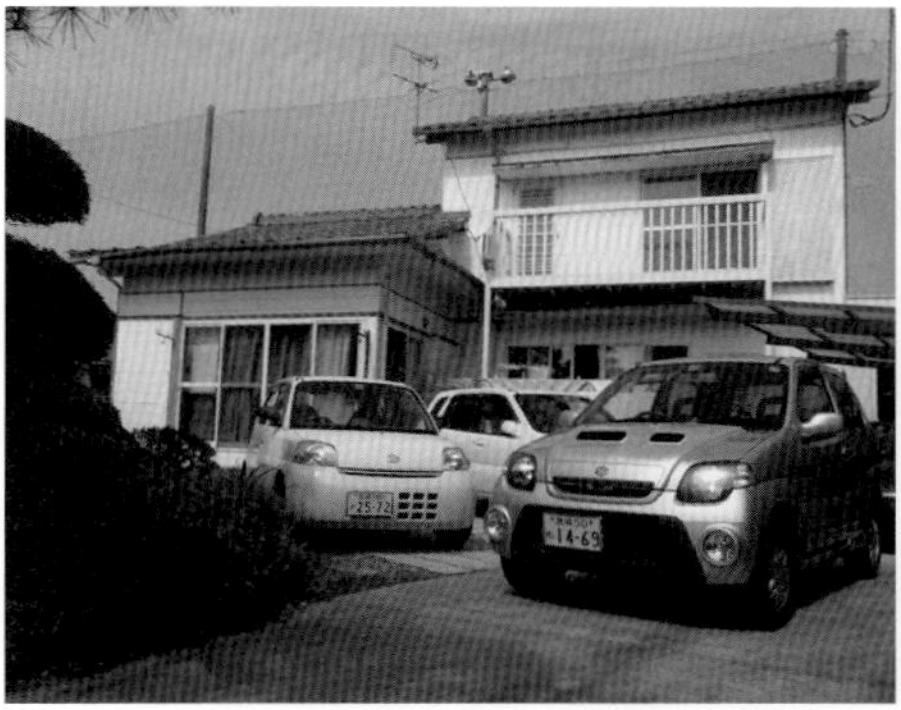

「かあさんの家　月見ヶ丘」の家屋

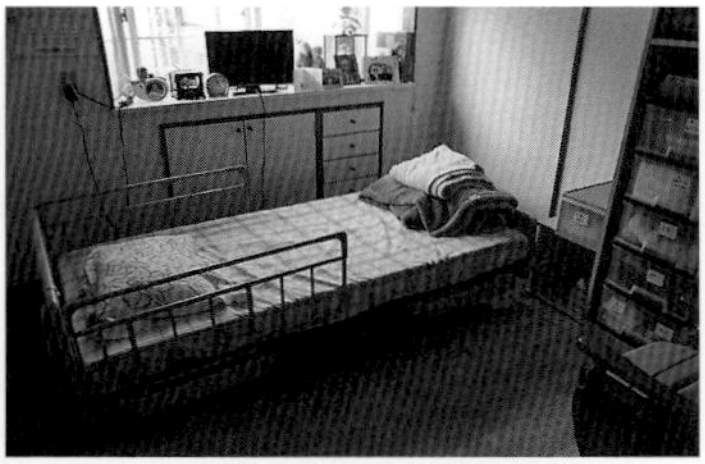

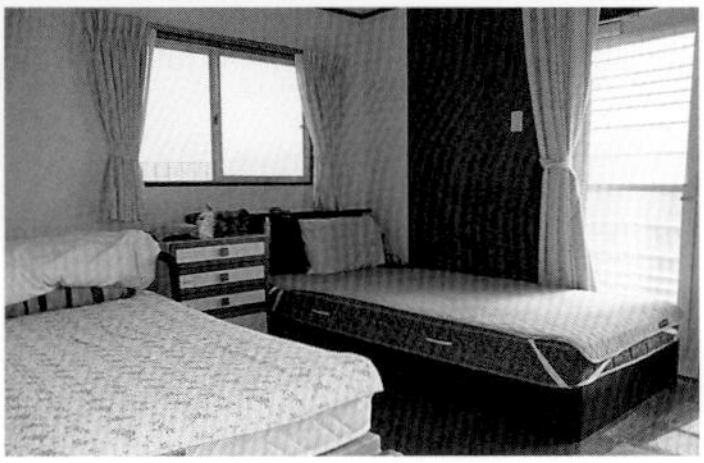

一人部屋（上）と二人部屋　月見ヶ丘

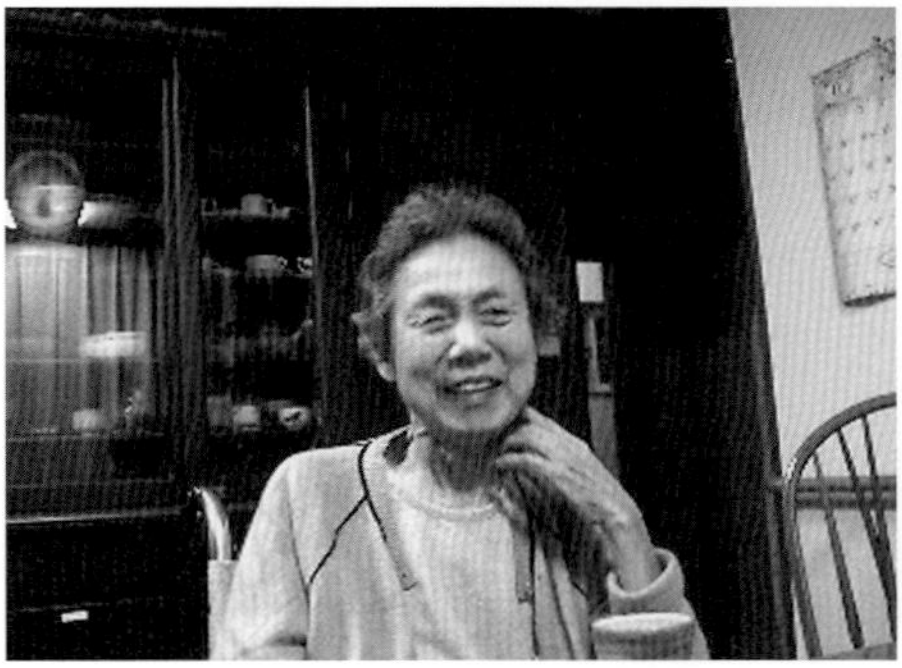

月見ヶ丘の入居者

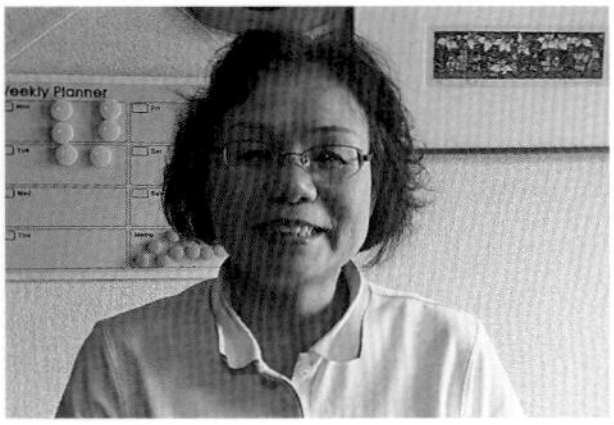

月見ヶ丘のスタッフ

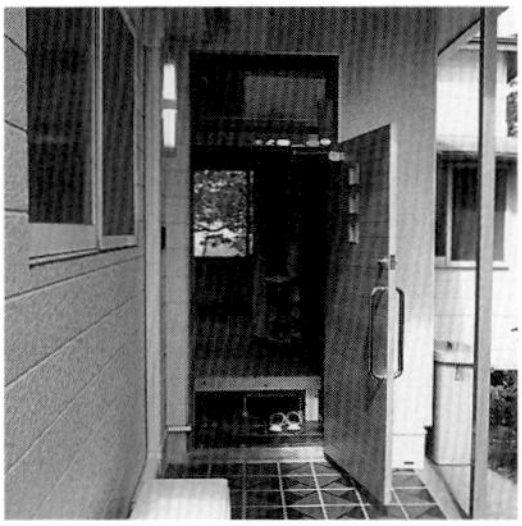

月見ヶ丘の玄関

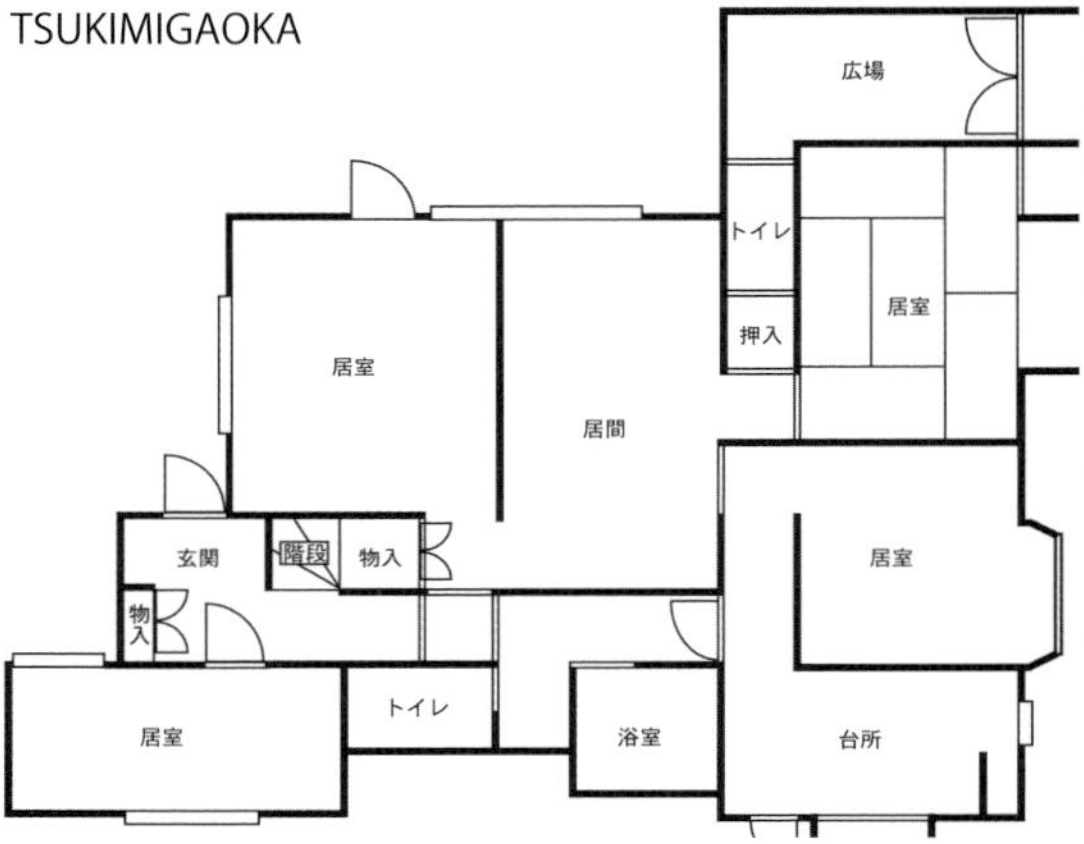

かあさんの家　月見ヶ丘

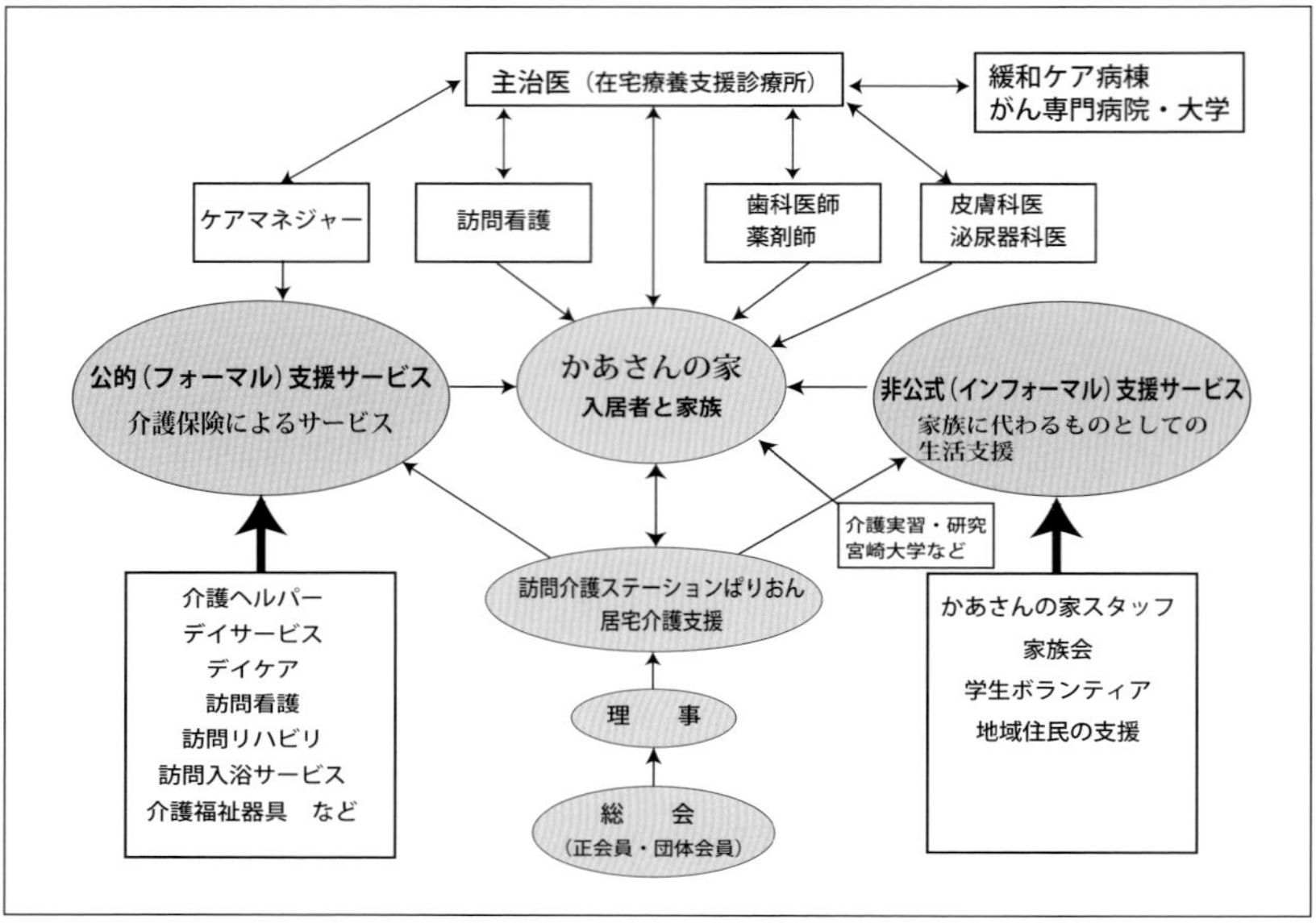

図２　「かあさんの家」の仕組み

公的支援サービスを補完する

フォーマルとインフォーマルサービス

図2は、「かあさんの家」の仕組みです。

一般に在宅介護の基盤は、左のフォーマルな支援サービスによります。

二〇〇〇年に介護保険がスタートしてから、さまざまな介護保険によるサービスが考案され、提供されてきました。超高齢社会を維持していくために生み出されてきたこれらの有効なサービスですが、現状では査定された介護度によって利用できる限度額が決まり、ケアマネジャーが限度額と実情に合わせて立てるケアプランによって一日二十四時間のどこかにスポットとして提供されます。老老介護や独居老人など介護力が弱いケースの場合はそれでは不十分で、それでなくとも核家族化した家庭で、皆が仕事を持っていれば高齢者が最後まで自宅で過ごすことは困難な状況です。

介護とは、二十四時間が必要な労働なのです。

スポットで入る介護保険サービス、あるいは医療保険サービス以外の時間は、家族がみる時間です。それが嫁であったり、娘、息子であったり、姉妹であったり、孫であったり……、介護される側にとっては、そのインフォーマルな部分が日常であり、暮らしであり、大切な部分です。

「かあさんの家」では、このインフォーマルな部分をスタッフが支え、家族会、ボランティア、地域住民（ご近所力）が支援しています。

介護スタッフの役割

「かあさんの家」の入居者は五〜六人です。基本は五人プラス一人と考えています。プラス一人とは、もう残された時間がない人や、急に預からなければならなくなった人に対応するためです。そのような緊急時のために、ベッドをもう一台入れて二人部屋にして利用できるような部屋を用意しています。どうしても無理なときはありますが、余命がわずかな終末期の人に、「空いていません」とお断りすることは事情を知れば知るほどつらいものです。認知症で胃がんになり、病院でも介護施設でも受け入れを断られた人を、リビングにベットを持ち込んで看取ったこともあります。

そして、一軒あたり六名のヘルパーが、夜勤一名、日勤二名の体制で、二十四時間二交替の勤務で入

月　日	時間　　報告者
S（状況） Situation	今　　　さんが　　　　　　です。
	気づいたこと
	気がかり、不安なこと
B（背景） Background	熱　　　血圧　　　脈
	食事　　　水分　　　排泄
	表情
A（判断） Assessment	私は　　　　　　しました。
	今　　　　　　してます。
R（提案） Recommendation	訪問看護師さんへ
	主任へ
	家族へ
	ご指示下さい
指示内容	

＊山内佳子他“いつでも 安全のためのチームワークトレーニング”を参考に作成

図３　緊急時の報告シート

居者の日々の暮らしを支えています。「かあさんの家」を維持する要となるのが、この二十四時間三六五日を支えるスタッフです。

入居者を見守る側のスタッフにとっても、一対一の行き届いた介護をしようとすれば入居者数は五～六人が限度です。入居者に重篤な病人がいることもしばしばあります。終末期になると、ほぼ毎日訪問看護が入り、かかりつけ医と連絡を取って深夜帯にも対応しなければなりません。

介護スタッフは入居者の「いつもと違う」ことに気づいたら、昼夜を問わずすぐに訪問看護に連絡し、状態を報告しなければなりません。その際、必要な情報を過不足なく的確に伝えるために、緊急時の報告シートを使っています（図３）。

介護とは、当たり前の生活を支えていくものですが、そこにこそ専門性が潜んでいるのです。それはまず「気づき」で、そのためには、いつも入居者を見守り観察しておく必要があります。小さな変化に気づいたスタッフが訪問看護に連絡をし、すぐに処置ができたことで大事に至らなかった例はいくつもあります。

二・五人称の立場

「かあさんの家」には、重篤な入居者がいる一方で、要支援程度の元気なお年寄りもいます。一人一人の今現在の状態に合わせて支えていかなければなりません。そのために日ごろから医療・介護の専門チームが入りますが、二十四時間の入居者を見守る目と手は彼らスタッフが担っているのです。

私たちは、柳田邦男さんがいう二・五人称の立場で入居者と接していきたいと考えています。それは家族（二人称）ではないけれど、他人（三人称）でもない関わりを言います。スタッフには、介護のプロとして知識や技術を磨く一方で、「私の家族であれば……」という心遣いと気配り、やさしさと労りのこころをもってほしいと思います。特別がんばって意識するのではなく、その人の人柄の中に自然とその感性があればいいと思います。でも、実はそれがいちばん難しいことなのです。

そうした感性はどうすれば育っていくのでしょうか。私は結局、入居者に育ててもらっているのだと思います。

Wさんはがんの終末期で痛みはなく過ごしていたものの、ほとんど外出はできない状態になっていました。近所の公園に咲いている菖蒲を見に行きたいというWさんの思いをくんで、スタッフが天候のいい日に時間を見計らって車椅子で連れ出しました。散歩から帰ってきた母親の穏やかで満ち足りた笑顔に、家族はびっくりしていました。そして、それがWさんの最後の外出になりました。

いのちの延命を望むならそっと寝かせておくのがよかったかもしれませんが、スタッフはWさんの願いをなんとかしてかなえてあげたかったのです。Wさんの輝く時間に付き添うことができたスタッフは、彼女のことを生涯忘れないでしょう。このような経験の積み重ねが、真の意味での介護の力を育てていくのだと思います。

「かあさんの家」は現在、宮崎市内に四カ所ありますが、それぞれ「家」のもつ雰囲気が違います。もちろん家屋もそれぞれ違いますが、住人とスタッフがつくりだすその家のもつ雰囲気、空気が違うのです。スタッフは元気な人、おとなしい人、賑やかな人、よく気が付く人、のんびりした人、プロ意識が強い人、陽気でおしゃべりな人、総じて「おばちゃん」です。「かあさんの家」のスタッフは、まず生活のプロでないと勤まりません。そして、スタッフの性格は「かあさんの家」それぞれに反映し、住人とともに「家」の空気を作っていきます。

「かあさんの家」自体が、考えてみれば二・五人称の「家」なのです。自宅でもない、施設でもない、二・五人称の「家」、そこに二・五人称の関わりを大切にするスタッフがいる。それが「かあさんの家」のかたちです。

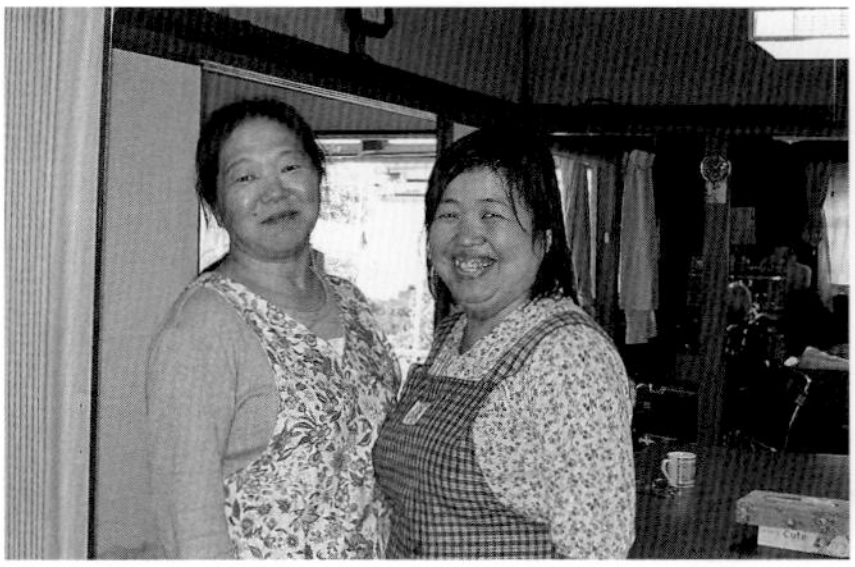

曽師のスタッフ

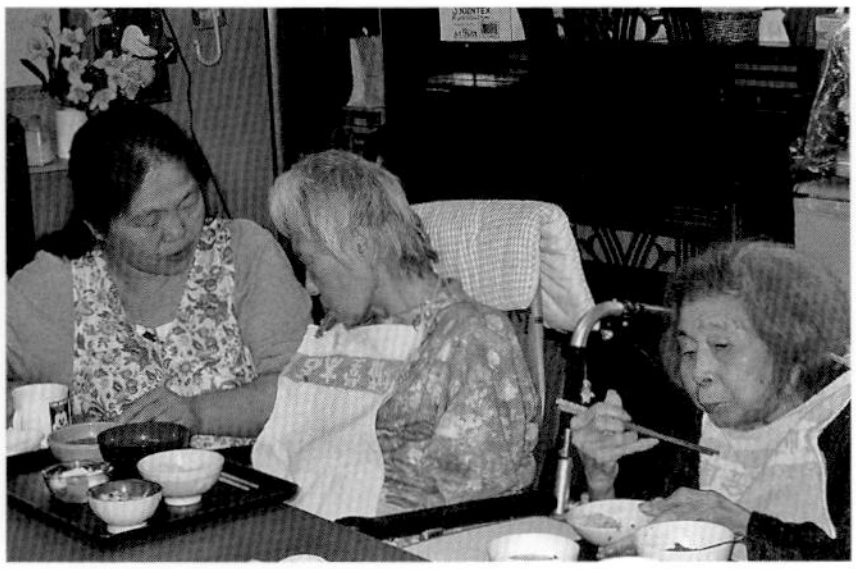

食事の介添えをする。曽師

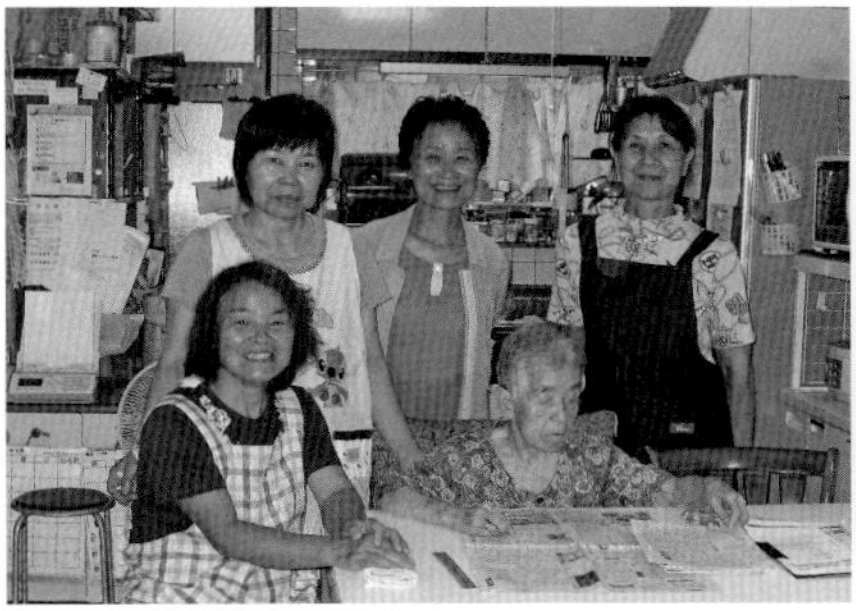

霧島のスタッフ

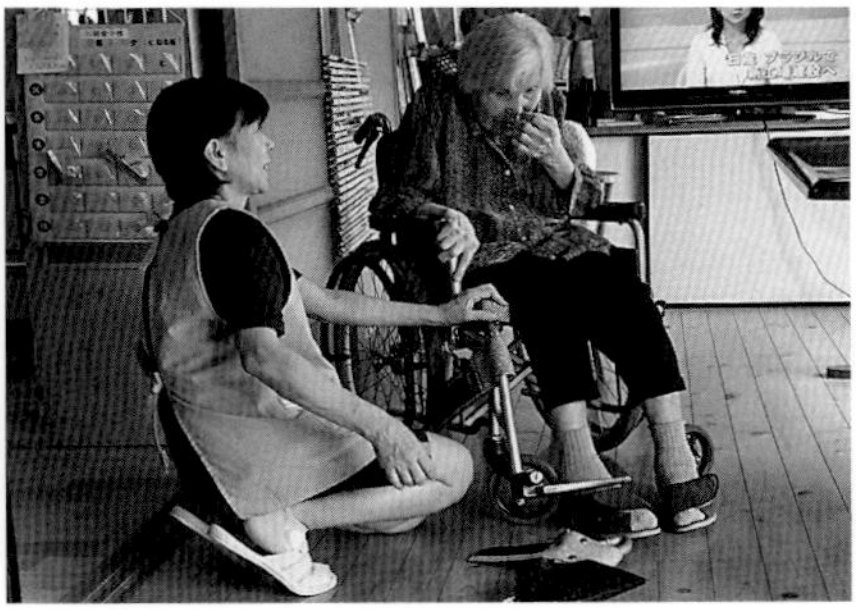

檍のスタッフ

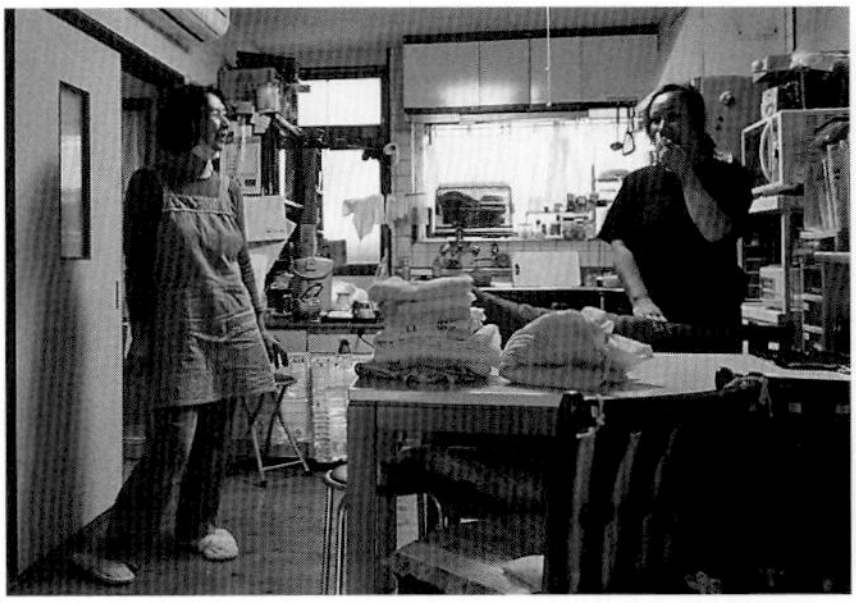

霧島のスタッフ。ダイニングキッチンで

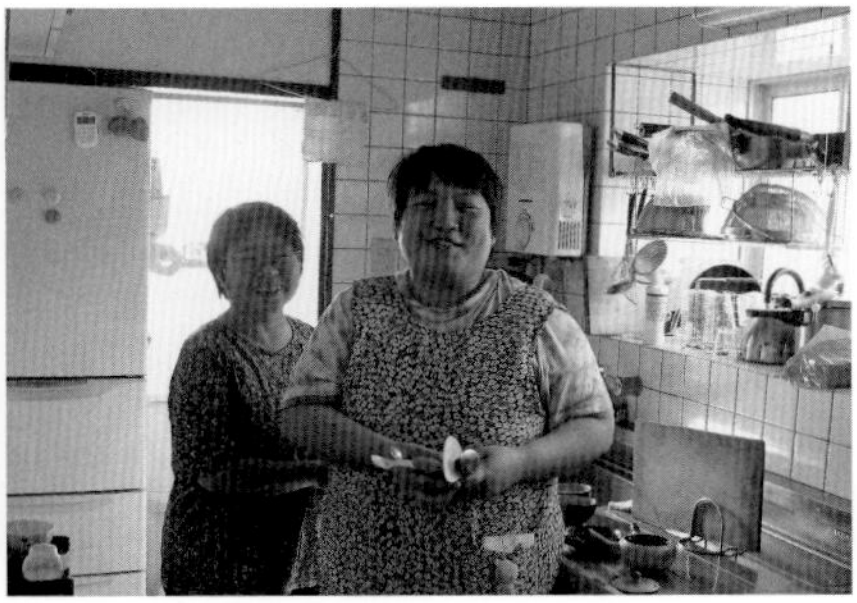

月見ヶ丘のスタッフ

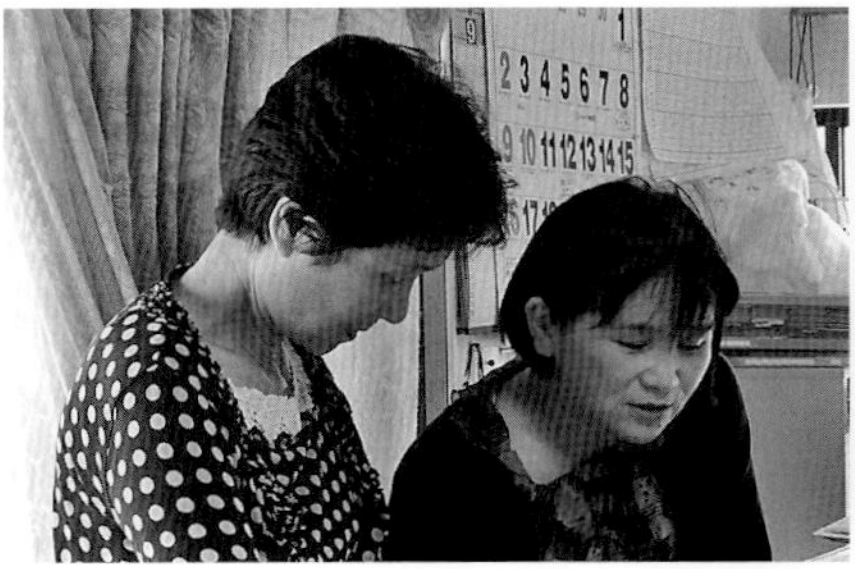

ケアマネジャー祐末めぐみさん（右）と筆者

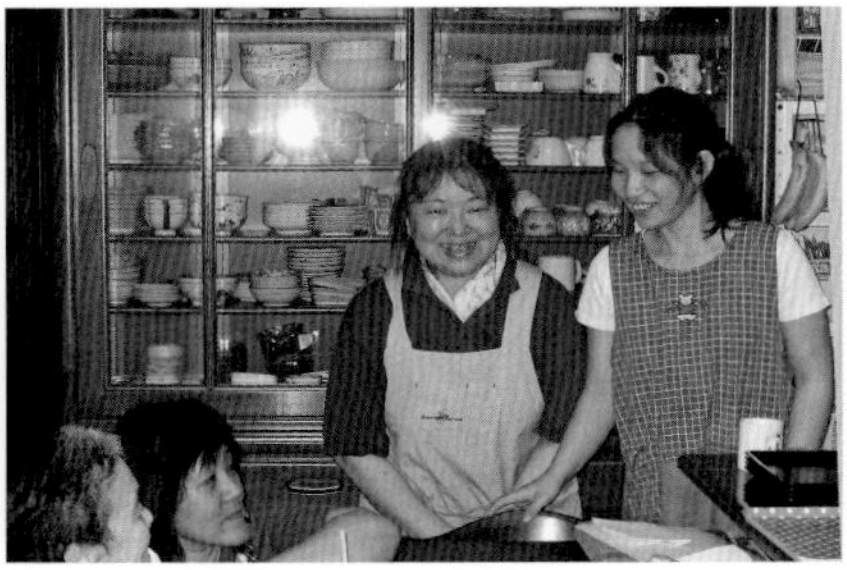

檍のスタッフ。ダイニングキッチンで

老いの家族のかたち

五人という家族の構成数

図4のグラフは、「高齢社会白書」から引用したものです。少し見にくいのですが、一番下が独居の高齢者世帯、その上が高齢者夫婦の世帯、下から三番目が高齢者の親と子の世帯、一番上はその他です。高齢者の独居と高齢者夫婦の世帯が急速に伸びていっているのがわかります。

このグラフでは二〇〇五年以降は推定となっていますが、二〇一〇年には全世帯数の三一％が高齢者世帯（この場合、六十五歳以上の人が世帯主という意味です）で、そのうちの六三・七％が独居、あるいは夫婦のいずれかが高齢者の世帯という信じられないような数値になっています。戦後生まれの第一次ベビーブーマーが八十五歳になったときには、全世帯数からみて三七％が高齢者世帯、その中でも六七・七％が独居あるいは高齢者夫婦の世帯という推定の数字が出ています。

私たちが老いたとき、どのような家族とともに暮らしているのでしょうか。老いの家族のかたちを今から考えていかなければなりません。

「かあさんの家」の入居者は五人まで、多くても六人です。日本の通常の民家、日当たりがよく、ちょっとした庭がある民家は、せいぜい一五〇㎡くらいで三十坪くらいが平均ではないでしょうか。平屋でリビングも含めて三～五部屋、二階建てでも多くて七部屋くらいではないでしょうか。「かあさんの家」

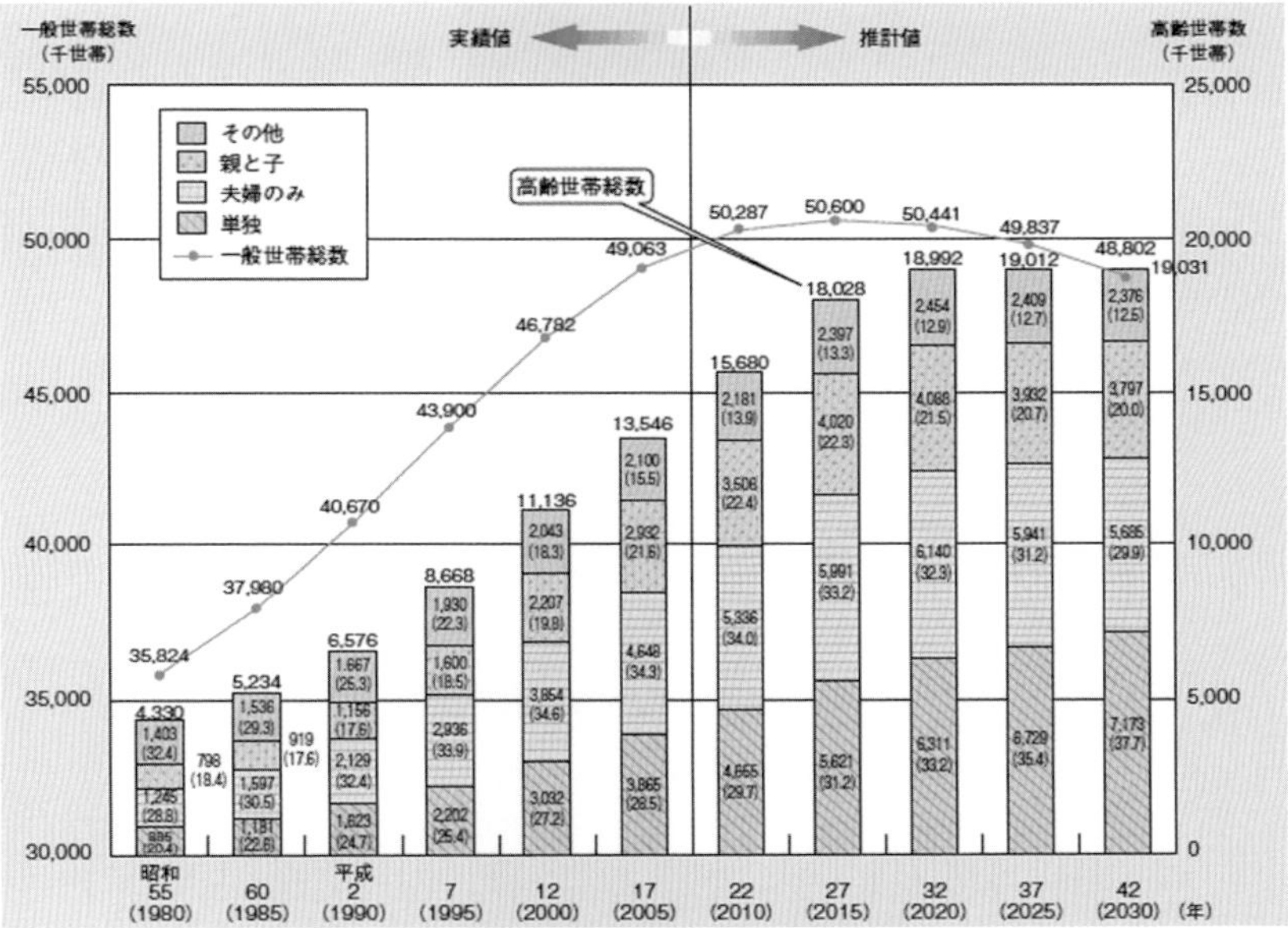

図 4　65 歳以上の者のいる世帯数及び構成割合 (世帯構造別) と全世帯に占める 65 歳以上の者がいる世帯の割合

では、二階を居住のために使っていませんから、部屋を仕切って使っても、物理的に考えて六人が限度です。

また、五人という数は、疑似家族を形成しようとするときにちょうどいい人数のようです。無理に仲良くしよう、家族っぽく暮らそうとしなくても、食卓に付くとき、テレビを観るとき、散歩に行くとき、ほどよく仲良くなれる数です。

もっと若い世代であれば、多人数でも疑似家族が構成されるかもしれません。でも、長い人生を歩んでこられたお年寄りが旅路の果てに一つ屋根の下で過ごすとき、このくらいの人数が無理のない単位だと思うのです。

死は平等ですが、老いには個人差があります。認知能力も違いますし、身体機能、病状とそれぞれ異なります。それでも不思議とそこには互いへの思いやり、気遣いがあり、自然な社会性が生まれてきます。女性の入居者の比率が高いのですが、スタッフによれば、年長者の男性がいらっしゃると自然とその家の家長的存在になり全体が落ち着くのだそうです。

「一人暮らし」から「とも暮らし」へ

国際福祉医療大学大学院教授の高橋紘士先生が、「一人暮らしから、とも暮らし」という言葉を教えてくださいました。「とも暮らし」とは、共同の「共」、友人の「友」。それから伴奏の「伴」をあてるのだそうです。その言葉をお借りするならば、「かあさんの家」は「とも暮らし」の家です。人生最期の老いの家族のかたちを考えるとき、肉親だけに限らず、このような「とも暮らし」の家族があってもいいのではないでしょうか。

「かあさんの家　曽師」で入居者のお一人が亡くなられたとき、認知症が進んだ入居者のお一人がおっしゃった言葉が忘れられません。

「立派な旅立ちでした。また、お会いしましょう」

人間の尊厳が内側から輝き出た言葉でした。

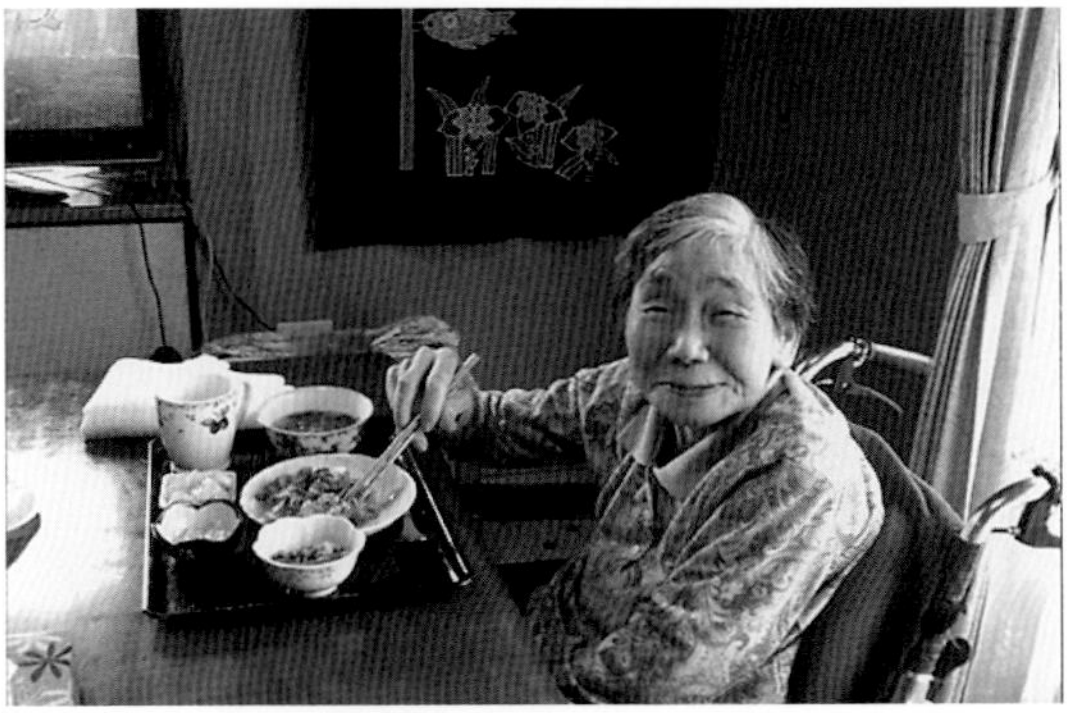

食事は入居者の楽しみ

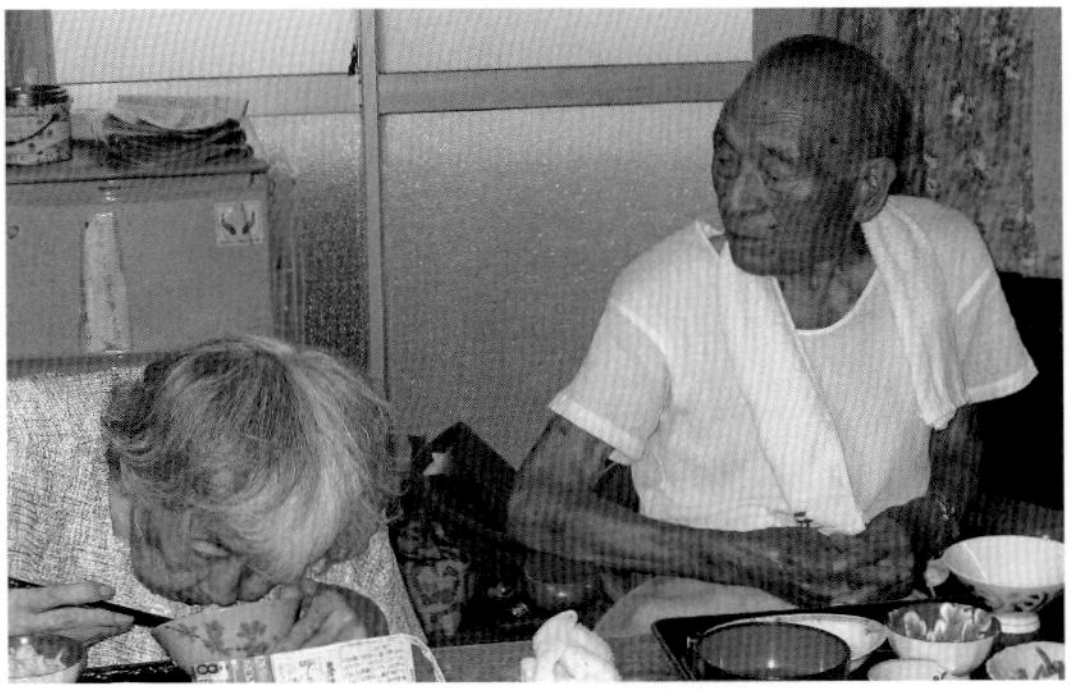

入居者同志、自然に気遣いが生まれる

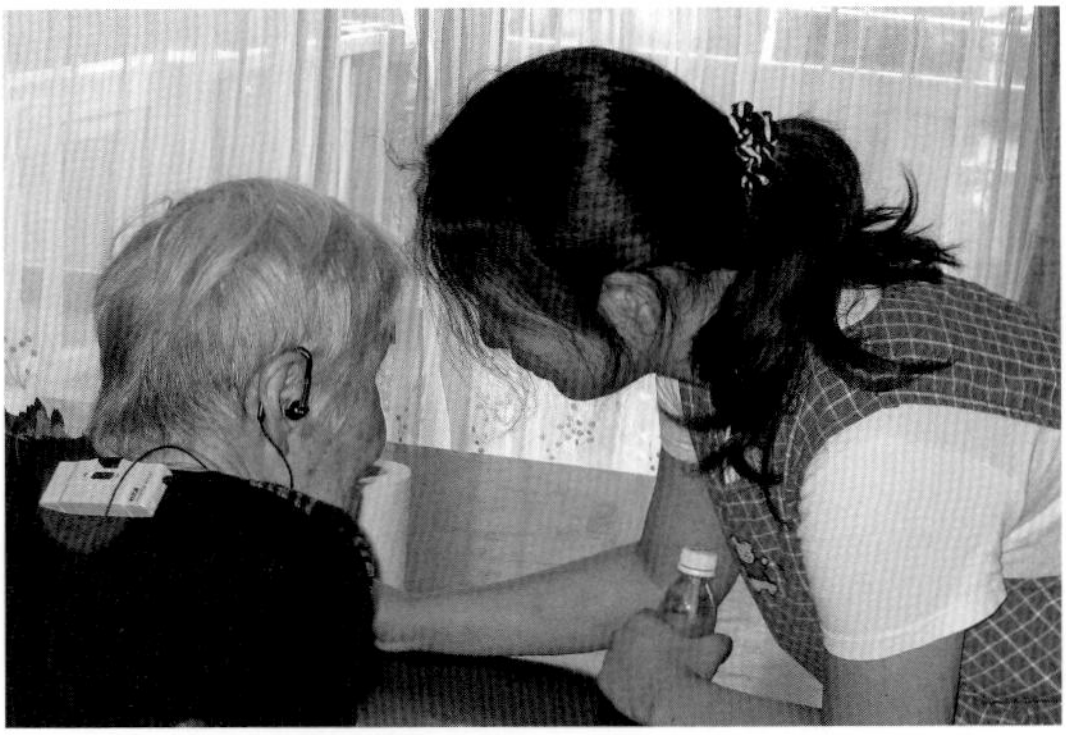

耳元ではっきりと

「看取り」の文化を取り戻す

家族の看取りの補完

看取りの場の提供

はじめに「かあさんの家」は看取りの家であると書きましたが、緩和ケア病棟のように治療の手段がなくなった患者の最後を安らかに看取る場所ではありません。ここは医療施設ではなく、あくまでも生活の場です。私たちは住人の「生活のケア」をしています。「ホーム」には、「家庭」という意味もあります。看取りをするのはご家族で、看取りの場は「家庭」にあると思っています。それが、ホームホスピスなのではないかと考えています。

私たちは入居時に、ご家族の方に「看取りはご家族にしていただきます」とお願いしています。人生最大の出来事である「死」を、現在の病院や施設主体から生活の場、家庭に取り戻すことが、私たちの大きな願いです。ですから、「かあさんの家」の住人がここで過ごした日々の延長に死を迎える時、ご家族に看取りの場を提供し、そのお手伝いをします。側にいるのはご家族です。私たちもその場にいますが、主役はご本人、そしてあくまでもご家族なのです。

人は亡くなる時に、その人にとって大切な人にメッセージを伝えるのではないかと思います。ですから、人生の最期に寄り添うのは、これまで共に生きてきた家族であってほしいと思います。家族は、臨終のプロセスに付き添うことで、避けられない死を受容することができます。ご本人にとっても、聴きなれた声を耳元で感じていれば、少しでも不安が和らぐのではないかと思います。

経験的に言えば、家族は側で寄り添うことで、これでよかったのだ、「これまでご苦労様」と感謝の気持ちを表現されます。大切な人を亡くすことは悲しいことですが、同時に安らかに看取れたという安堵感もあります。

大切な人の存在が無になるその時に傍らにいることによって、生きる意味を教えられ、生には限りがあることを学ぶ機会となります。そのこと自体が、この世から離れていく人の最大のメッセージだと思います。悔いのない看取りをした家族は、それを受け止め、そこから生きていく力をもらえるのではないでしょうか。人が人として生きてきた証がバトンタッチされるのであり、もし、死から目を背けていたらそれは見失われるかもしれません。

私たちは、そんな貴重なときを家族が逃さず、主体的に看取れるように、地域の中でそれを支援する仕組みが必要なのではないかと考えるのです。

家族の看取りを支える

「かあさんの家」では、入居者の容態が悪くなって看取りの時期になると、主治医から家族に病状の説明をしてもらいます。そして、その時にもう一度、「かあさんの家」で看取るかどうか、家族の意思を確認します。

そして、看取りの時には側についていてもらうよう再度頼み、それまで行ってきたスタッフの支援を家族が主体となって行うようにして、私たちは家族の支援に移行します。スタッフは、緊張する家族をリビングにお茶を用意して誘ったり、希望があれば食事やお風呂の用意をします。看取りまでの時間が長くなると家族が疲れてきますから、家族がゆっくり休めるように環境を整えます。さらに、見守る家族の前でご本人の息遣いが荒くなっても、それが死に向かうときの自然なプロセスであることや、目をつぶっていて何も答えなくても、耳は聴こえていることを伝えたりして、看取りに慣れない家族を助けます。

臨終のその時、病院で亡くなるときは、医師や看護師がそばにいて、患者につけられた心電図や血圧等を常時モニターで管理しながら、心臓の停止によって死亡を確認し、医師は脈を取り、機器を確かめた後に「○時○分、ご臨終です」と神妙に待機する家族に告げて頭を下げます。

しかし、自宅では、亡くなるその時に医療者がいない場合のほうが多いのです。「かあさんの家」は生活の場ですから、死を確認するためのモニターはありません。家族が手を握り声をかけ、細くなっていく呼吸を見守る。点滴も絞ってごく少量になる。在宅酸素や吸引器が備えられる場合もありますが、血圧が下がって呼吸が時々途絶えるようになると、スタッフがもう時間はあまりないことを看取る家族に伝えます。

臨終の時、家族が息をしていないことを確認すると、時計を見てもらいます。それから主治医に往診を依頼し、死亡確認をしてもらいます。主治医から「息をひきとった時間を教えてください」と問われると、家族は自ら確認した臨終の時を告げます。その時、他の誰でもない自分が看取ったのだという実感が持てるようです。そこに家族の看取りという主体性が表れ、納得がいくのではないかと考えます。

ただ、最近は自宅で看取りの経験をしたことがない人が多くなりました。あるご家族は、お母さんを看取った後、「人が死ぬときってこんなに曖昧なものなんですね」と思わずそんな感想をもらしていらっしゃいました。ご高齢の方が穏やかに亡くなっていかれるときはとても静かで、しばしば、そばに居る家族にも気づかれないうちにそっとドアを開けて出て行かれるような感じがします。

また、あるご家族の場合は、私たちの目からみてもう間もなくお亡くなりになりそうな時に、「ちょっとそこまでみんなで食事に出て来ます」と言われて、あわてておひきとめしたこともあります。それから一時間もしないうちに息を引き取られましたが、臨終の時というのは、ある程度看取りの経験がないとわからないもののようです。

「かあさんの家」では、人生最期の大切な幕引きのときを過ごされる入居者とご家族の少し後ろにひかえて、必要とされるお手伝いをしながらその時間をともに過ごさせていただきます。

大切な方を看取る主体は家族です。現在は病院での看取りが大半ですが、病院での死と在宅での死は質が違うのではないかと思います。人生の大きな出来事である「死」を、病院から生活の場に取り戻せないか、病院完結型医療から地域完結型医療へシフトすれば、それは家族の主体的な看取りにつながる。家族の再生、さらに地域の再生につながるのではないかと思っています。

しかし今の日本の社会で、家族が安心して大切な人を看取るためには、地域の中にそれを補完する仕組みが必要になります。私たちは、ホームホスピス「かあさんの家」が、その一つのモデルになるのではないかと考えています。また、看取りの場面は、医療というより文化なのではないかと思っています。

地域社会（コミュニティ）での看取りの補完

生と死が見えなくなった

「死」を病院から家に、生活の中に取り戻すということは、地域に「死」を取り戻すことも意味しています。そのためには、「かあさんの家」が地域に開かれた家であることが大切です。

統計で見ると、一九五二～五三年を境にして、日本人の「死に場所」は家から病院に移っていきました。ほぼ同時期に、自宅で助産師（産婆さん）の手を借りて出産する人の数が減り、産婦人科病院で出産する数が上回るようになってきました。一九七五年には、その数が逆転し、病院で生まれること、病院で亡くなることが普通になってきました。日本人の家庭から「生」と「死」が見えなくなっていったのです。

それでも私たち戦後のベビーブーム世代が子供だった頃は、ご近所のお年寄りが亡くなると母とともにその家に手を合わせにいったり、赤ちゃんが生まれた家からお赤飯をいただいて、初々しい母親と赤ちゃんの顔を見舞ったりということはよくありました。しかし、いつのころからか、そうしたことが日常からなくなってしまいました。

一人の「死」は、家族でなくてもコミュニティの景色の中からその人がいなくなったという喪失感をもたらしますが、「死」そのものは「○○病院で何日に亡くなられた」という知らせとともに日常に闖入し、喪服に着替えて葬儀場に出向き、引き延ばされた故人の笑顔の遺影と向き合うというどこか現実感を失ったバーチャルなものになってきました。

戦後、復興から繁栄に向かって走り続け、ある意味大成功した日本が、その産物である（基本的には衣食住に事欠かない）長寿社会を実現し、人類史上初の超高齢社会を迎えた今、もう一度、地域社会に、忌むべき出来事としての「死」ではなく、人間の営みの一部としての「死」を穏やかに迎え入れることは出来ないものでしょうか。

それは、固く表面を覆ったアスファルトの下に隠れた土壌を掘り起こしもう一度豊かにするように、生と死が生活の中にあった本来の文化を取り戻す作業のように思えるのです。

地域社会（コミュニティ）に開かれた「家」

二〇〇四年、ＨＨＭは「かあさんの家　曽師」を開設しました。

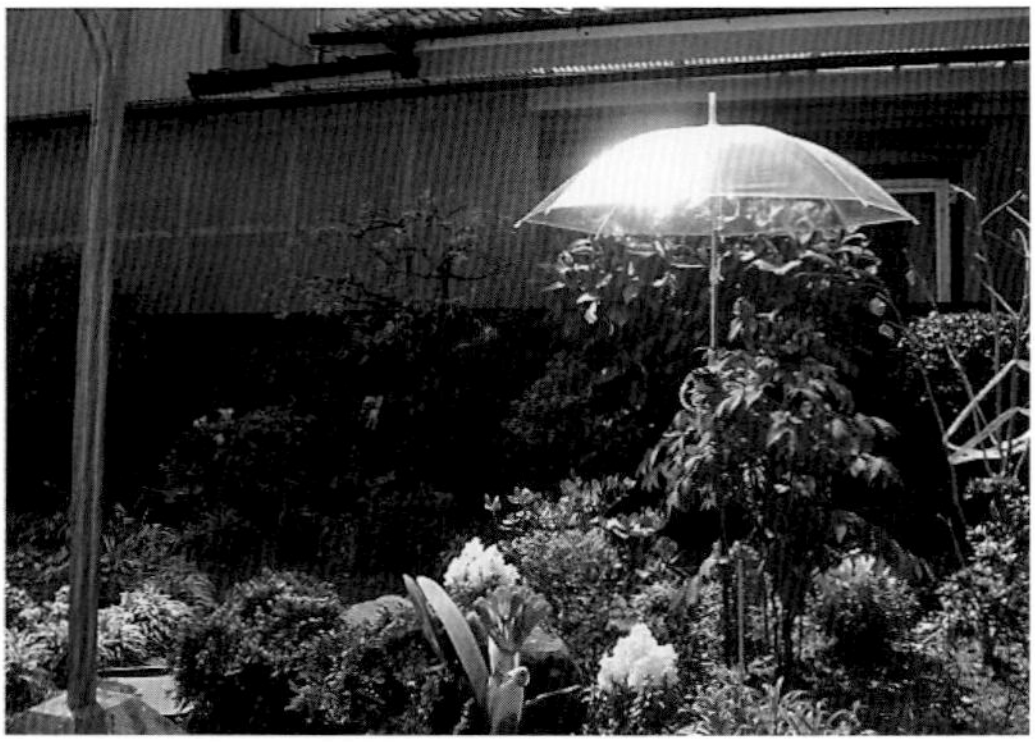

曽師の庭にシャクナゲが咲きました

ＨＨＭに家主さんからお父さんのこと（Ｕさん）で相談を受けた時、空いている民家を借りて入居者を募り、そこに在宅医や訪問看護師、ヘルパー、ボランティアなどさまざまな職種のチームが入るという構想がすぐにも具体化出来そうな条件がそこにありました。ご家族の理解と支援も得ることが出来、すぐにも実行したい構想でしたが、私たちはその前に、その地域の人たちの理解を得ることにしました。

曽師は、宮崎市内のほぼ中央に位置する静かな住宅街です。そのど真ん中に、看取りを視野に入れた「家」を開設する。それだからといって、特別な施設を建てるわけではありません。それまでＵさんと奥様が住んでいた住居を利用しようと考えたのです。そばにご家族も住んでおられます。

それでも、住民の理解、コミュニティの受け入れを得るのはそう簡単なことではありません。「認知症の人にうろうろされるのは困る」、「霊柩車がしょっちゅう止まるのは縁起が悪い」といった意見がありました。つまり、迷惑な施設といった認識です。

住民の理解を決定づけたのは、Ｕさんとそのご家族が地域で培ってこられた地域住民としての信頼でした。

「あのUさんの家だから……」という長年の信頼が、私たちを受け入れる最大の要因になりました。そしてUさんご自身が亡くなった後も、その関係性の中に「かあさんの家　曽師」はあります。

これは「かあさんの家」の大きな条件付けとなる基盤です。また、象徴的でもあると考えます。人生の延長線上に老いがあり、死がある、そのとき最後の部分をかかえる地域（環境）がその人が生きて、生活してきたところであれば、人は尊厳をもって最期まで生きていけるのではないでしょうか。

Uさんは介護施設から「かあさんの家」に帰ってこられて一年半を穏やかに過ごされ、家族に看取られて亡くなられました。重度の認知症だったのですが、自宅にもどってきて一人きりではないという安心感をもたれ、丁寧な介護を受けることで認知症が驚くほど改善され、食事も普通食になり、日常の表情が戻ってきました。

後から入居されたMさんと百人一首をしながら、会話されていた様子を思い出します。それは、認知症とは到底思えない大人同士の軽妙なやりとりで、聞いていて楽しく、同時に「かあさんの家」を開設した私たちを勇気づけるものでした。

地域社会の理解を得る難しさ

地域社会に「死」を取り戻すこと、その実現にはとても分厚い壁があることを実感します。

「かあさんの家　曽師」を開設した時のことをお話ししましたが、ホームホスピスの仲間たちが開設にあたってまず苦労するのが、「家」がある地域（コミュニティ）の住民の理解をどのように得るかという点です。

一般に、生活圏内に「看取りの家」が入ってくることに対して、住民は非常に神経質に対応します。そのため、「家」が決まり、看板やチラシを作ってご近所に挨拶し開設寸前までこぎつけていたところで、一部の住民の強固な反対にあってあきらめたというところもあります。開設した後も、「看板を自宅の窓から見えないようにしてほしい」と思わぬクレームがつくこともあります。これはホームホスピスに限ることではないようです。グループホームや宅老所などでも、地域の理解を得られず開設を断念することがあるようです。

反対の理由は、「ぼけ老人が徘徊する」、「霊柩車がしょっちゅう来る」という認知症や高齢者に対するステレオタイプのイメージであり、中にはそんな施設が建てば「地価が下がる」というような意見があるのです。「老い」や「死」は、日常生活から避けたい、忌むべきことなのでしょうか。いったいこの国の人たちは歳を取らないのだろうか、死なないのだろうか……と考えてしまいます。

もう一人の住人

いつのまにか住宅街に溶け込んだ「かあさんの家　曽師」ですが、いろいろな方がここに入居され、幾人かの方が亡くなり、多少の紆余曲折はありましたがここまで来ています。

昨年、比較的短期間でしたが、ここで奥様を看取った男性がいました。ご夫婦はこの町の住人で、「かあさんの家」があることを知っておられました。入居された時に奥様はすでに終末期と言われる状況でしたが、ここで四カ月、急遽しつらえた日当たりのよい広縁にベッドをおいた部屋で短い日々を過ごし、ご主人に看取られて亡くなりました。短期間の入居でしたが、ご主人はその間一日として欠かさず通ってこられ、スタッフや入居者に言葉少なに丁寧にあいさつされた後は、ただただずっと奥様の側におられました。そして看取られて四十九日が過ぎたころ、ある夜、スタッフが呼び鈴にこたえて扉を開けるとその男性が立っておられました。

妻がいなくなった家で一人、夜を過ごすのはあまりにも寂しい。妻が最後の日々を過ごし、自分が寄り添ったベッドがある「かあさんの家」で夜だけでも過ごしたい。部屋の隅でいいから泊めてほしい、と言われます。驚いたスタッフから電話がありましたが、私たちは彼の要望をそのまま受け入れ、夜具を用意してもらいました。

その夜から、男性は朝、入居者の皆さんと朝食をとった後、スタッフから神棚に供えるご飯をわけてもらって帰り、妻のいる御仏壇に挨拶をした後自宅で半日を過ごし、夜になると「ただいま」と曽師に帰ってこられます。彼自身は九十代で少し耳が遠いだけで、介護は一切必要ありません。

地域の「看取りの補完」とはこういうことも含めています。「死」は、個人の死だけでは終わりません。悲嘆のケアも含めて、今、生きている人との継続性があるはずです。それらすべてが、地域で受け取る「死」と考えます。

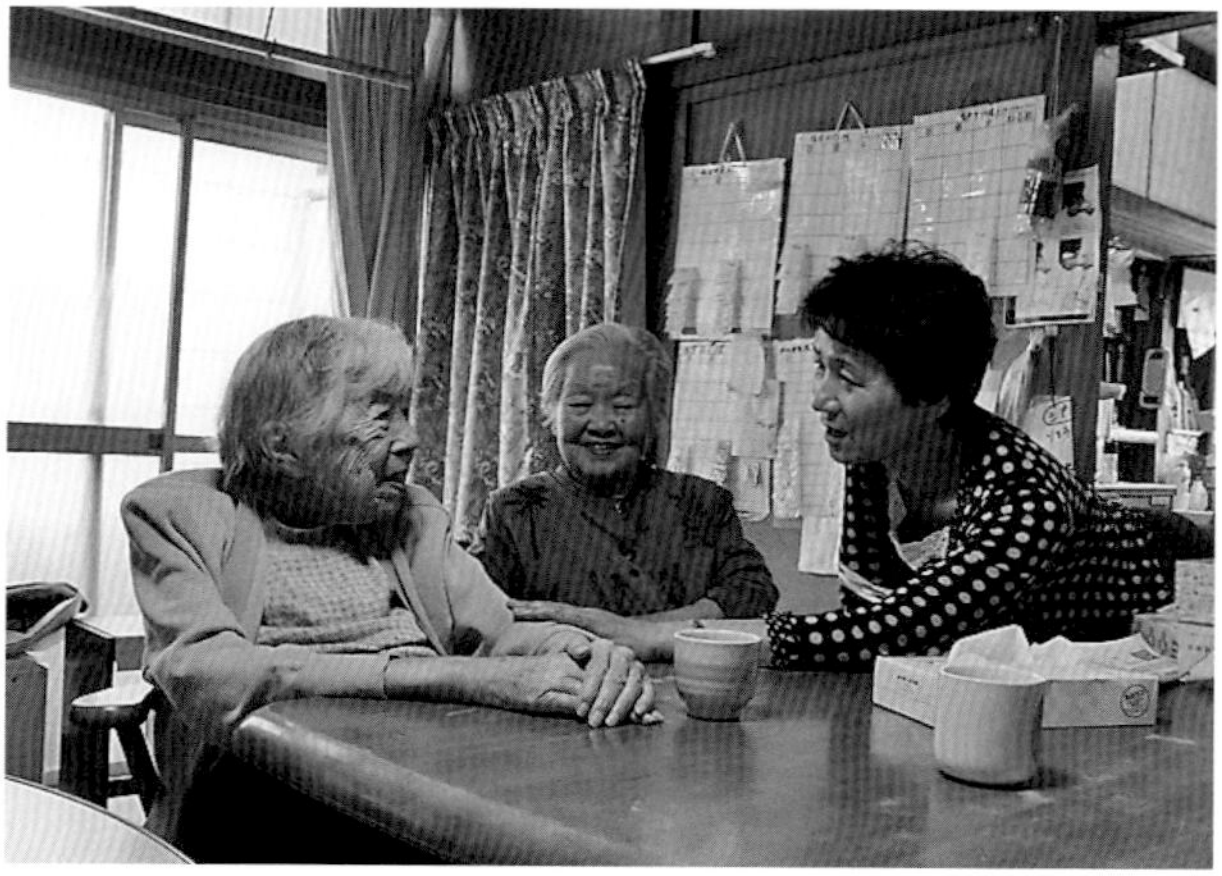

曽師に遊びにみえたご近所の婦人と歓談

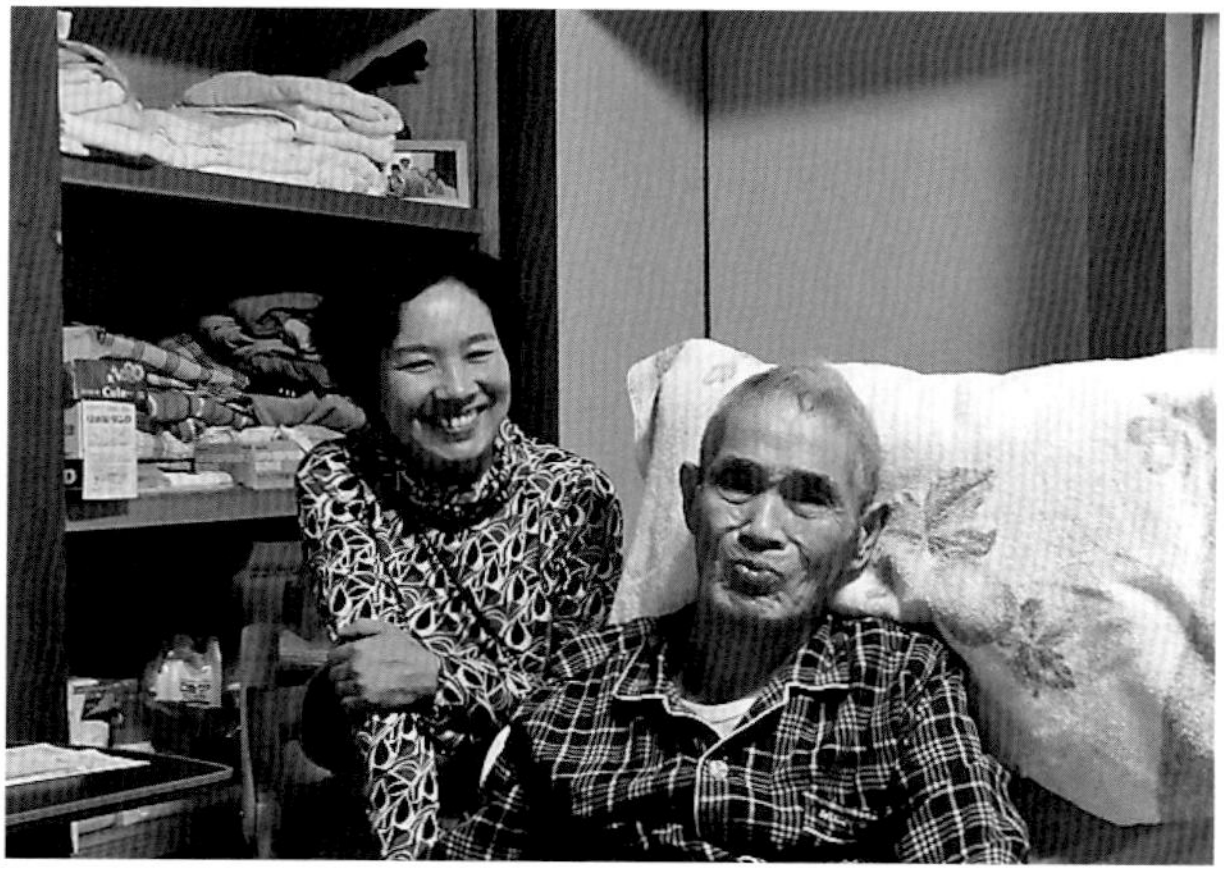

娘さんと二人、笑顔の入居者

「かあさんの家」の看取り

「かあさんの家」の看取りの実際

看取った人数と病名

重度の認知症やがんの末期など様々な疾患を抱え、またいろいろな事情がある方を私たちはご家族とともに看取ってきました。なかには医療機関や介護施設からの退去を余儀なくされた方もいらっしゃいますが、私たちはその一人一人の事情に応じて、その方の生活を支え、最後の時まで見守ってきました。入居者にこちらから退去をお願いした例はありません。

その背景にあるのは、先に述べた手厚い医療の手と他職種によるチームが入居者一人一人、個別にあることです。住人に後期高齢者や重度の認知症の方、重篤な疾患を持つ方が多い「かあさんの家」に医療は欠かせません。在宅医療の守備範囲が広がった今、病院にしかできない医療処置は限られています。

在宅で必要とされるのは、迅速に、手厚く対応してくれる医師や訪問看護師、そして住人の日常に寄り添い変化を見逃さないスタッフの手と目です。

図5は、「かあさんの家」の入居者の看取りの場をグラフにしたものです(二〇一一年三月末現在)。「かあさんの家」の入居者は現在までに五十五名、そのうち二名の方が元気になって退去され、三十九名の方が亡くなりました。

三十九名のうち、「かあさんの家」で看取った方が三十三名、入居後一週間以内で、病状が不安定なため入院しそのまま亡くなった方が三名、退院後これなら家で看ることができると自宅に帰り、亡くなった方が二名、他施設に移って亡くなった人が一名です。

その中で、認知症で、がんが原因で亡くなった方が十四名、それを病名別にみると表1のようになります。

超高齢社会で認知症のお年寄りが急増し、二人に一人ががんにかかると言われるこの時代、さらにこの先のことを考えると、その受け皿がないということは大変深刻な事態です。

入居の理由と期間

入居の理由としてあげられるのは、認知症でグループホームに入居している間にがんを発症し病院に入院、治療が終わってもとの介護施設に戻れなくなったケース、がんの治療で入院中に混乱しパニック状態になって認知症の症状が出たケースなどが挙げられます。いずれも、医療機関で治療が終われば退

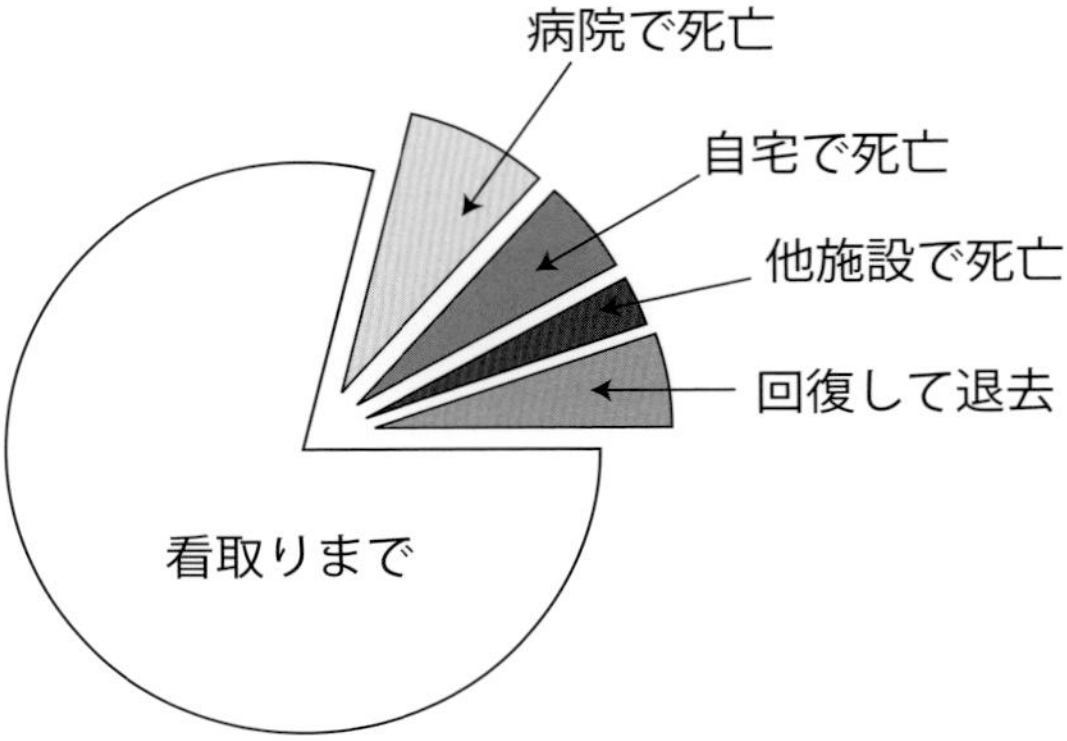

図５　入居者の看取りの場所

死亡時の病名	年齢	入居期間	入居前の状況
乳癌・大腸がん・胃がん	69	14日	急性期病院
胃がん	85	24日	急性期病院
膀胱がん	79	6カ月	急性期病院
口腔がん・肝臓転移	91	3カ月	急性期病院
肝臓がん	89	22日	自　宅
肝細胞癌	72	31日	介護施設
肺がん	76	17日	急性期病院
胃がん再発・前立腺がん骨転移	75	1年7カ月	自　宅
多発性骨髄腫	90	4カ月	急性期病院
肺がん	88	5年	急性期病院
上顎がん	88	4カ月	急性期病院
脳腫瘍	85	4カ月	急性期病院
肺がん	82	2カ月	急性期病院
盲腸がん・右腸腰筋転移	86	8カ月	緩和ケア病棟

表１　認知症でがんを併発したケース

院となります。高齢者はがんと診断された場合でも積極的な治療を望まないことが多く、退院となっても自宅には戻れないケースです。

入居までの経緯を見ると、病院の医療連携室から紹介されるケースがいちばん多く二十三名で七二％、次に介護施設から退去された人が――その多くは「看取りができない」という理由からです――六名で一九％、また自宅での介護に限界があり入居されたケースが三名で九％となっています。これには、自分で「終の住み家」と決めて入居された人も入ります。このうち三番目のケースは、今後、増えていくのではないかと思います。

そのお一人、Ｚさんは忘れがたい人です。

Ｚさんのこと

Ｚさん（七十五歳）は、入居前までは横浜で一人暮らしをしていた男性で、平成二十年に胃がんが再発し、余命三カ月と告げられました。前立腺がん、胃がん切除後の一人暮らしの不安感から横浜市から単身宮崎に移り、入居することを希望されました。じつはＺさんは、私がＮＨＫラジオの深夜便で「かあさんの家」の話しをしたのを聴いて感じることがあって、すぐに電話をしてこられたのでした。相談を受けた時には、住み慣れた自宅がよいのではないか、地域で診てくださる先生を紹介しましょうと提案しましたが、「家に他人が入るのは苦手です。息子たちの世話になるつもりもありません」と、何のゆかりもない宮崎の地にこられたのでした。

入居を決めてから胃がんの転移がわかり、大学病院では手術を勧められ、セカンドオピニオンも受けていくつかの治療の選択を提案されたのですが、Ｚさんは何もしないことを選び、「かあさんの家」に入居する意思を変えようとされませんでした。

当初、医師の診断では余命三カ月でしたが、「かあさんの家」で在宅緩和医療を受けて、亡くなるまでの一年七カ月を散歩に出かけたり、外食をしたりしながら生活を楽しみ、見知らぬ地域のあちらこちらで人とふれあい、社会的なつながりを創り過ごされました。それでも最期の一カ月は口から食べられなくなりました。「口から食べられなくなったら人間終わり。あるがままだよ」とおっしゃった言葉を思い出します。

日本の高度成長期を経済界の第一線の戦士として働いてきた一人の男性の最期は、私に深い余韻を残しました。

退去理由と経過

入居後に、これまで八名の方が退去されています。退去後の経緯は、自宅に帰って死去二名、病院に再入院して死去三名、他施設にて死去一名、回復して自宅で療養中の方が二名います。

そのうち三名は、「かあさんの家」に入居後、病状が回復し自宅に戻られています。

Ａさんは胃がん出血のため絶食で高カロリー輸液（ＩＶＨ）が必要でした。しかし、口から食べたいと希望されたので、「かあさんの家」ではＩＶＨポートを外し、一カ月で徐々に普通食に戻ることができました。それをみた家族が「これなら自宅で看れます」といって自宅につれて帰られ、一年間あまり自宅で穏やかに過ごされた後、亡くなりました。

Bさんは乳がんの術後、脳転移しましたが、抗がん剤治療を拒否されました。しかし、一人暮らしに不安があり、入居を希望されました。「かあさんの家」で普通の生活をするうちに快復し帰宅、その後社会復帰し、今もご健在です。

Cさんは脳幹出血の後遺症がある方で、夜はCPAP（睡眠時に気道が塞がれるのを防ぐために鼻にマスクをつけて空気を送り込む機械）の装着が必要でした。しかし、「かあさんの家」で訪問リハビリを受けながら過ごすうちに、一年後には車椅子で自宅で過ごす自信ができて、息子との同居を決め、退去となりました。この三例は、「かあさんの家」がリハビリテーションの役割を果たした好例です。

反対に残念な例として、病院に戻って死亡したケースが三例あります。

Dさんは九十五歳というご高齢でしたが、比較的お元気にケアハウスで暮らしておられましたが、胃がんを発症。手術に耐えられるだろうという医師の判断で手術をし、三カ月入院しました。その後「かあさんの家」に入居されました。しかし、入居一週間目に廃用性肺炎で発熱し、家族の希望で再入院してそのまま亡くなられました。「がんは治ったけれど寝たきりになってしまった」と訴えられたDさんの言葉が忘れられません。

Eさんは肺の大細胞がんで治癒の見込みがなく退院されましたが、自宅では介護できずに入居されました。しかし、あまりにも速い病状の進行に本人は自身の病気を受け入れることができず、高齢ということで告知もされていませんでした。「かあさんの家」へ入居することも納得されておらず、「病気はよくなっていないのになぜ退院か」と訴えておられました。ＩＶＨポートを造るために一旦短期入院し、今度は本人の了解を得て再入居しようとなった矢先に昏睡状態になりそのまま病院で亡くなりました。

Ｆさんは高齢で認知症があり老人保健施設に入所中でしたが、肝臓がんが見つかり退所し、「かあさんの家」に入居されました。しかし、家族は、病状の進行と同時に不安が募り入院を希望されました。結局、入院し、重装備の医療機器の中で亡くなりました。

後の三例のように病院での治療を望んで退去するには、本人や家族のさまざまな思いがあります。私たちは、どのような場合でも本人・家族の意思を尊重しますが、高齢者の場合、元の状態に戻れないのであれば、なんとしても治癒を目的とした医療を尽くすより、緩和ケアを主として、普通の生活を穏やかに過ごすことのほうがかえって予後が長いように思います。

私は、終末期の日々が少しでも穏やかであるように支援していきたい、そして、その中でこそ高齢者の尊厳が保たれると思うのです。

家族の思いを汲み取る

笑顔を取り戻して

入居を希望される理由として、介護力の不足などの他に、ご家族の「父の（母の）尊厳を取り戻したい」という強い要望があります。「もう一度、母の笑顔を取り戻したい」そうしたご家族は、「かあさんの家」での対応を本当に喜んでくださいます。

認知症は治らない、進行していくだけと思われていますが、「かあさんの家」では改善されます。とくに病院で不穏状態で拘束されていた場合は、人の手でしっかりと受け止められ、安心できる環境で、そしてなじみのある日常の中にいると、しだいに緊張が解け、表情が戻り、笑顔が生まれてきます。また、精神的に落ちついてくることで、延命につながるようです。

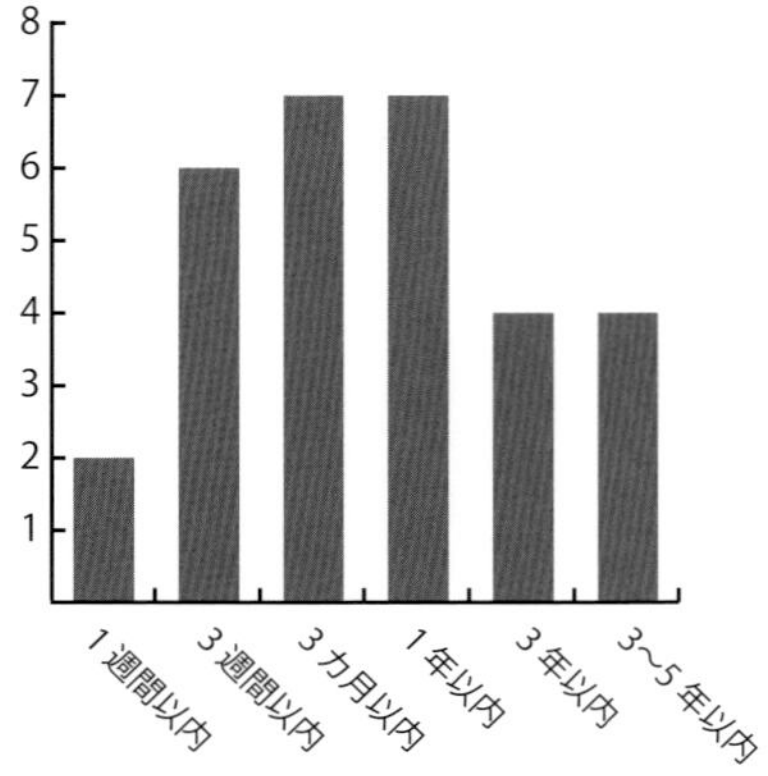

図6　入居してから死去までの期間

図6は、入居されてから亡くなられるまでの期間です。高齢者の場合、がんにかかっていても進行が遅く、肺がんと診断されて五年生存された方がいらっしゃいます。いわゆる「天寿がん」で、ご本人も症状を自覚されず、私たちは天寿を全うされたと思っています。

カンファレンス・・家族の納得

「もっと手厚く……」という、病院や施設の看護、介護に不満をもった家族が入居を希望されるケースがあります。家族として当然と思える心情ですが、そうしたご家族には医療に対する強い不審をもっておられたり、自分自身が十分に介護に携わることができないジレンマを抱えておられるケースが多く、さまざまなトラブルの原因になります。

開設当初は、そうしたご家族の理解を得るためにどうしたらいいかとずいぶん悩み、スタッフと何度もカンファレンスを開きました。今ならば、もう少し対処できるのに……そういうことも幾度も重ねて来ました。

これは最近の例です。

食べられなくなったお母さんを見舞って「母は何か食べたそうに口をぱくぱくさせている。何故、もっと食べさせられないのか。あなた方はプロなのだから、もっと出来ることがあるはずだ」そう何度も強く訴える息子さんに、私たちは「かあさんの家」の一室でカンファレンスを開き、担当医から直接、現状と今後予測される状態について話をしてもらいました。そこには息子さんとその妻、訪問看護師、ケアマネジャー、そしてスタッフが参加しています。

医師はご家族に「今、炎症がおさまっていますが、食事をすることでまた再発する危険があります。今は点滴だけにして改善するのを待ちましょう。私も、自分の母親であればそうするでしょう」と丁寧に説明します。

高齢で重篤な状態であっても、「もう少し食べて欲しい」「何か食べさせて欲しい」と家族は望みます。このまま食べなくなれば死んでしまうと不安になります。事実、高齢であったり重篤な病いを抱えていたりして、治療の手段がない場合、口からものが食べられなくなるということは、死期が間近に迫ったことであり、生物として自然なことと思います。

それでも私たちは、「食べてほしい」というのは肉親の情を当然のこととして受け取り、ご本人の消化する力がどのくらいか、嚥下する力が残っているかなど観察しながら、できるだけ口から食べていただくために様々な努力をします。それでも、これ以上は出来ないということがあります。

そういうとき、担当医に直接説明してもらい、今後の見通しを話してもらうと、ご家族はすっと納得できることが多いように思います。「医師がこう言っています」とスタッフが伝えるだけではダメなのです。また聞きは極力さけなければいけません。そのためにも、家族と関係者全員が一室に集い、納得できるまで話し合うことが重要です。

こうした高齢者の場合、炎症によって痰が出やすくなります。それを吸引するのは、付き添うスタッフです。「かあさんの家」を見守ってきた医師は、家族の気持ちはよくわかるが、その一方で、実際に食べさせ、排便の処理をし、痰を吸引するスタッフを事故というリスクから守ることも、自分の役目と言ってくださいます。「そうしないと、こうした家が失われてしまう」と。

「かあさんの家」は医療施設ではありません。その意味で、できることに限界があります。「ここで最後まで」と望むのであれば、私たちもご家族も覚悟を決めなければならないと思うのです。そして、「今、何が一番大切なのか」、それを医師、訪問看護師、私たちスタッフ、そしてご家族と共有していかなければなりません。

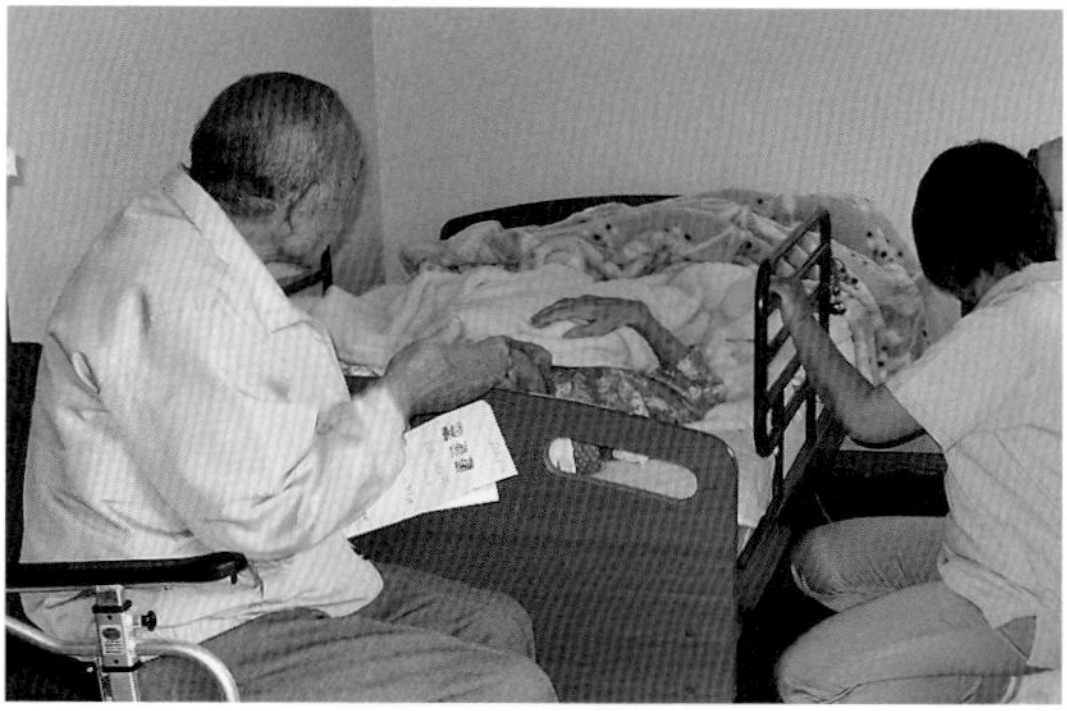

妻の看取り

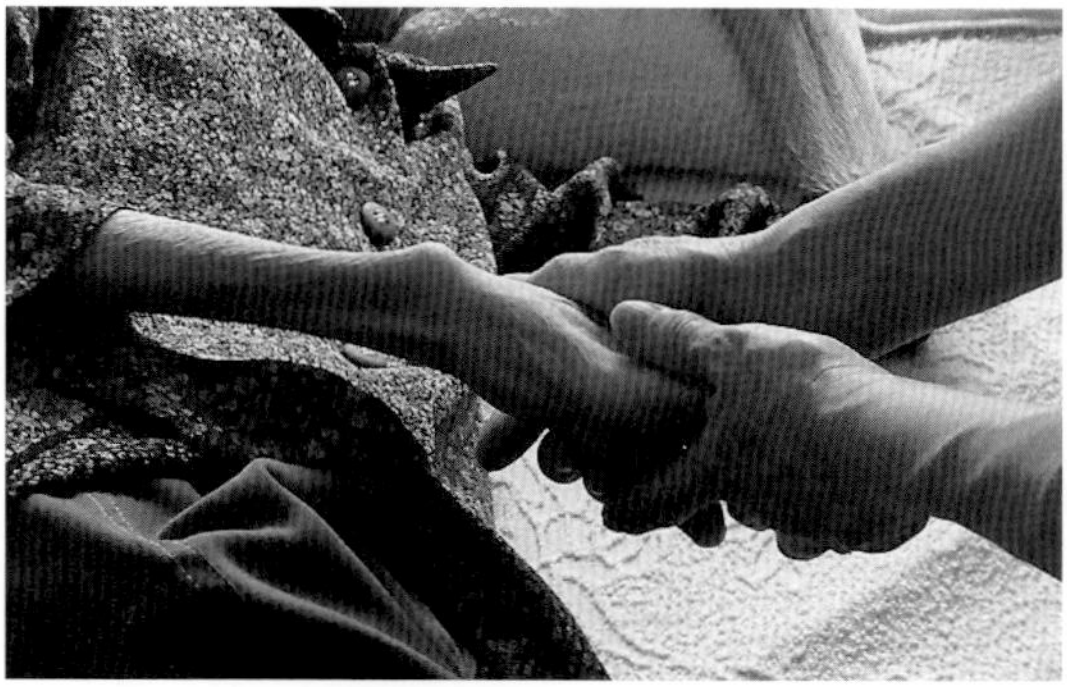

手と手

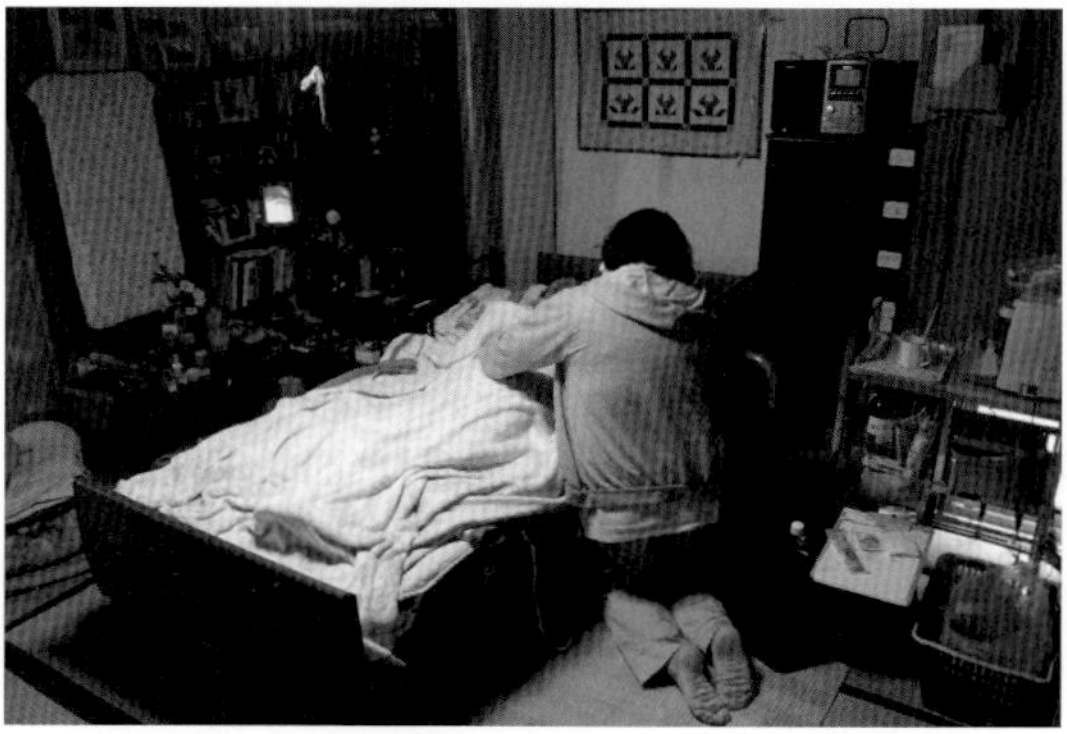

訪問看護

「かあさんの家」の運営

運営を支えるもの

収益事業であること

「かあさんの家」をつくろうとするとき、一番気になるのはその運営にかかる費用ではないでしょうか。どれほど必要性があろうとも、どれほど理想を掲げようとも、自立した運営がなければ説得力を持ちません。また、あとにつづく人がいません。

「かあさんの家」の運営母体は、最初にご紹介したNPO法人ホームホスピス宮崎（HHM）です。HHMでは、ホスピスボランティア養成講座やスキルアップ講座などの教育プログラムや、宮崎聞き書き隊、患者らいぶらりなどの定期的なボランティア活動を行い、その他に市民啓発のための講演やコン

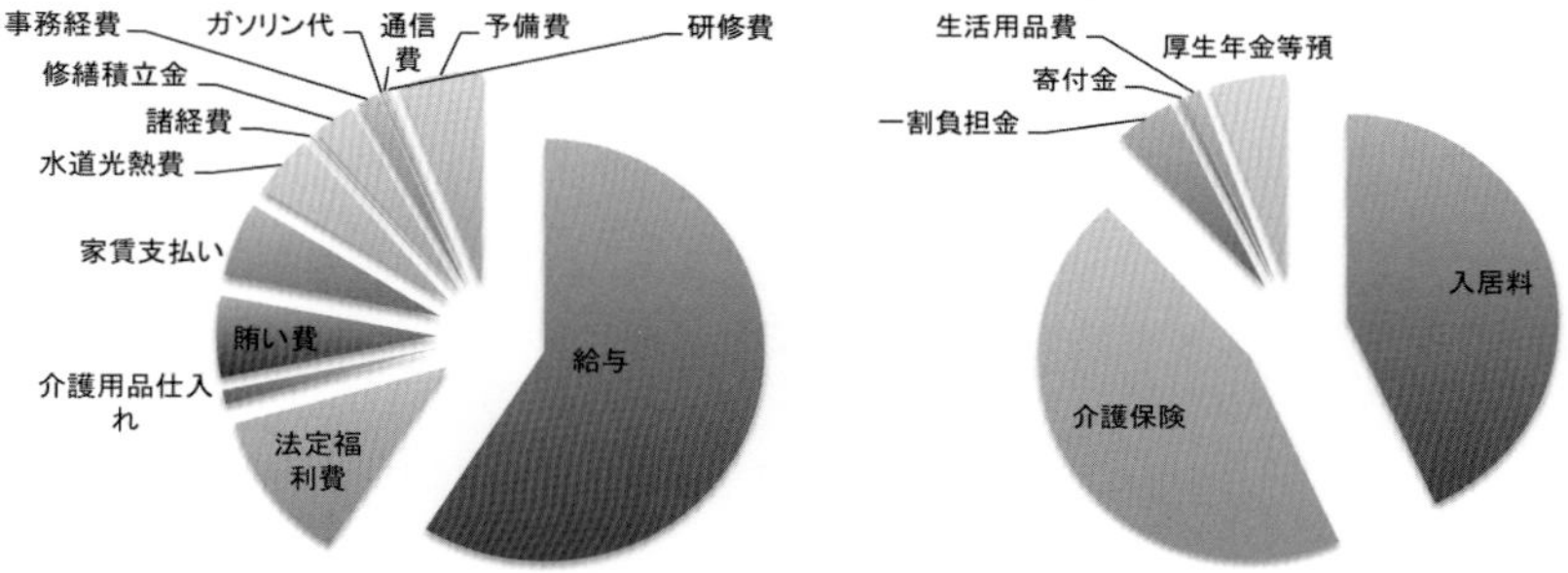

図７　「かあさんの家」全体の収入（右）と支出のグラフ

サートなどを開いています。これらは、非収益事業です。「かあさんの家」は、訪問介護ステーションぱりおん、居宅介護支援事業所ぱりおんともに収益事業として位置付けられます。

収入と支出

運営費用は主に、入居者の利用料金と訪問介護ステーションぱりおんの介護報酬によります。入居者の月額負担の内訳は左の通りです。

入居者の家賃・水道光熱費・食費・消耗品等の諸雑費など居住に関わる費用が、八万五〇〇〇円

その他生活支援費が、四〇〇〇〇〜六〇〇〇〇円

それに、介護保険自己負担金が加算されます。

ただし、住居により、部屋により、また介護サービスの内容によって少しずつ違ってきます。

また、入居の際には、預かり金として二〇万円をいただき、退去時に精算しています。

介護保険からの収入が、全体の約五〇％になります。入居者の介護保険利用限度額のだいたい六〇％くらいをヘルパー派遣で、残りの四〇％

で、それぞれが必要とするサービスを外付けで利用してもらっています。

その他、寄付金などが収入です。

ショートステイは、一日五〇〇〇円いただいています。前に紹介した、「かあさんの家　曽師」で奥様を看取られた男性（「もう一人の住人」四八ページ）がこのケースですが、この方の場合は介護保険の対象になっていませんから、ホテルコストのみということになります。

支出の大半が、スタッフの給与と社会保険（八割が常勤）で、全体に占める割合は七二％となっています。空き家を借りているのでほとんど初期費用はかかっていませんが、借家ですから家賃がかかります。また、修理費もバカになりません。その他、職員研修費や事務所経費は本体の事業に依存しており、理事報酬、設備費などは出ていません。

現状では、市内に四カ所あるかあさんの家全体で居住者が二十人、利益はありませんが大きな赤字も出ておらずトントンで運営できています。かあさんの家の居住者数は、居住空間、住民の社会性、ケア面から五人が適正と考えていますが、経営面から考えたときも、五人でトントン、六人になると少し利益が出ます。逆に四人では赤字です。

この計算は、今後、介護保険が多少見直されても、施設経営として営利を目的としたときには成立しない計算だと思います。

NPO（特定非営利活動）法人としての役割

現在、かあさんの家は市内に四カ所、曽師《そし》、霧島、檍《あおき》、月見ヶ丘があります。ホームホスピス宮崎は市内の恒久に本部をおき、居宅介護支援事業所ぱりおんと訪問介護ステーションぱりおんを運営しています。二〇〇七年に、同所にケアサロンを開設しました。

ケアサロン恒久

「ケアサロン恒久」は、利用者に介護保険対象者などの制限を設けていません。

介護保険が施行されて以来、急増する要介護者に対応して、国は五年ごとに介護認定を改正してきました。納得せざるを得ない部分もありますが、それまで被保険者であっても、現時点で自立度が高いと査定されれば保険対象外になったり、介護度が低くなって利用できるサービスの枠が狭くなり、それまで適応されていたサービスが受けられなくなる。そのために慣れ親しんで頼みにしていたケアマネジャーが担当をはなれ、心細い思いをするお年寄りが出てきました。デイサービスやデイケアなどが利用できず、公民館などの活動にはついていけない、家で終日テレビを観ている、時々、家族や友人に電話をかけて話しをする……、老いの日々をそんなふうにどこか心寂しく、手持ち無沙汰に過ごしていく人に気楽に遊びに来てもらって、縁側にちょっと腰掛けて世間話をするような居場所が作れないか、「地域に茶の間を」という発想から生まれたケアサロンでした。

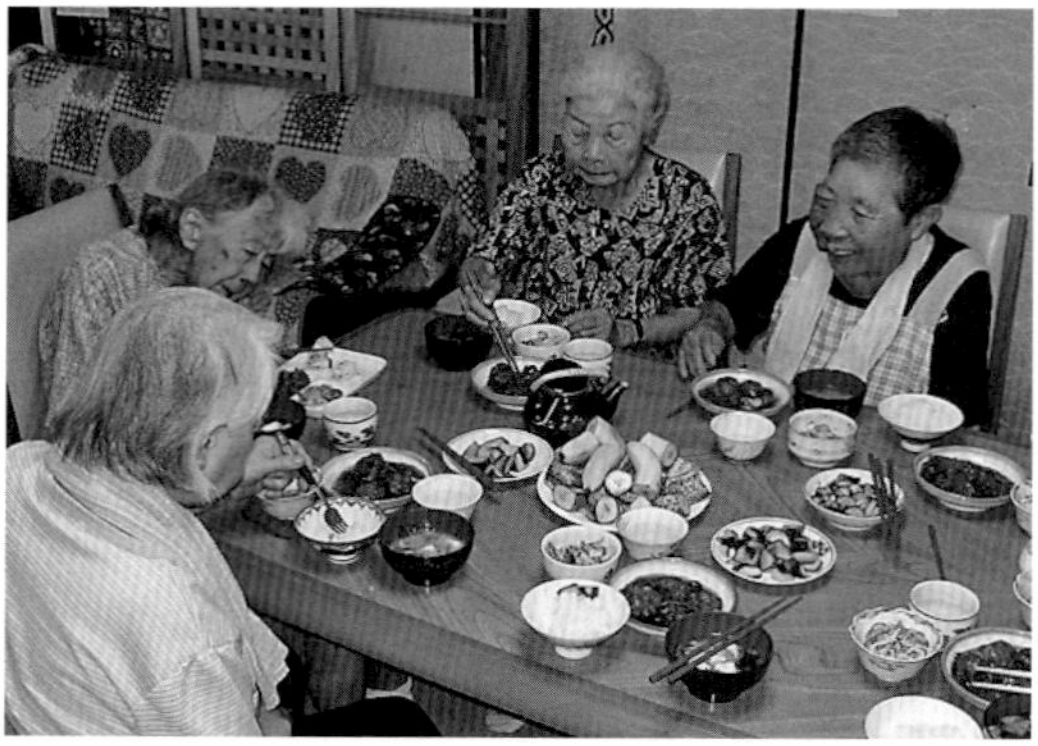

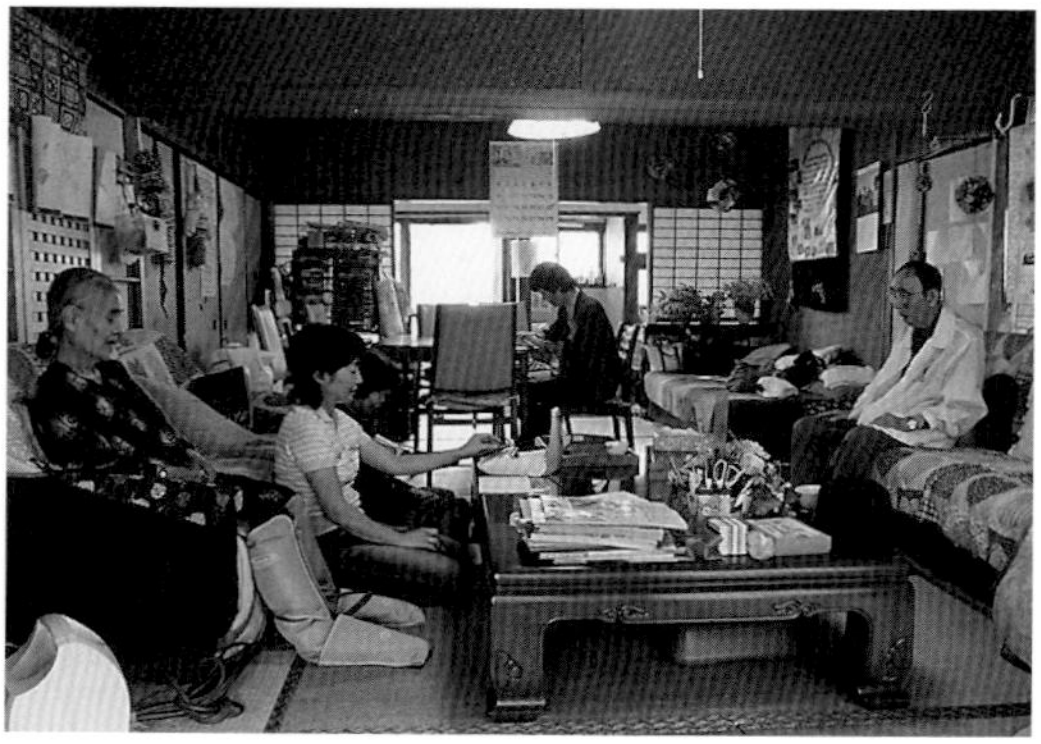

ケアサロン恒久　食事風景（上）、茶の間

もう一つ、お年寄りがそうした環境に置かれた場合、どうしても食事がおろそかになります。家族がいれば料理して一緒に食べるご飯も、一人暮らしや高齢者二人だけの家であったりするとわざわざ自分のために食事の用意をすることが億劫になり、近くのスーパーで出来合いの総菜を買ってきて食べたり、インスタントやレトルト商品から好きなものや手のかからないものばかり食べたりして、栄養面などを考えることがありません。日に三回きちんと食べているのに、「栄養失調」と言われて驚くこともあります。そうしたことを防ぐ手だてになればと思いました。

しかし、栄養を考えるその前に、食事とは何を食べるかよりも、誰とどのように食べるかが大事だと思うのです。お昼前にきちんと料理した暖かい湯気の立つみそ汁や炊き込みご飯、お漬け物をみんなで食べる、スタッフもボランティアも、仲間に入ってわいわいおしゃべりしながら食卓を囲む。そうして

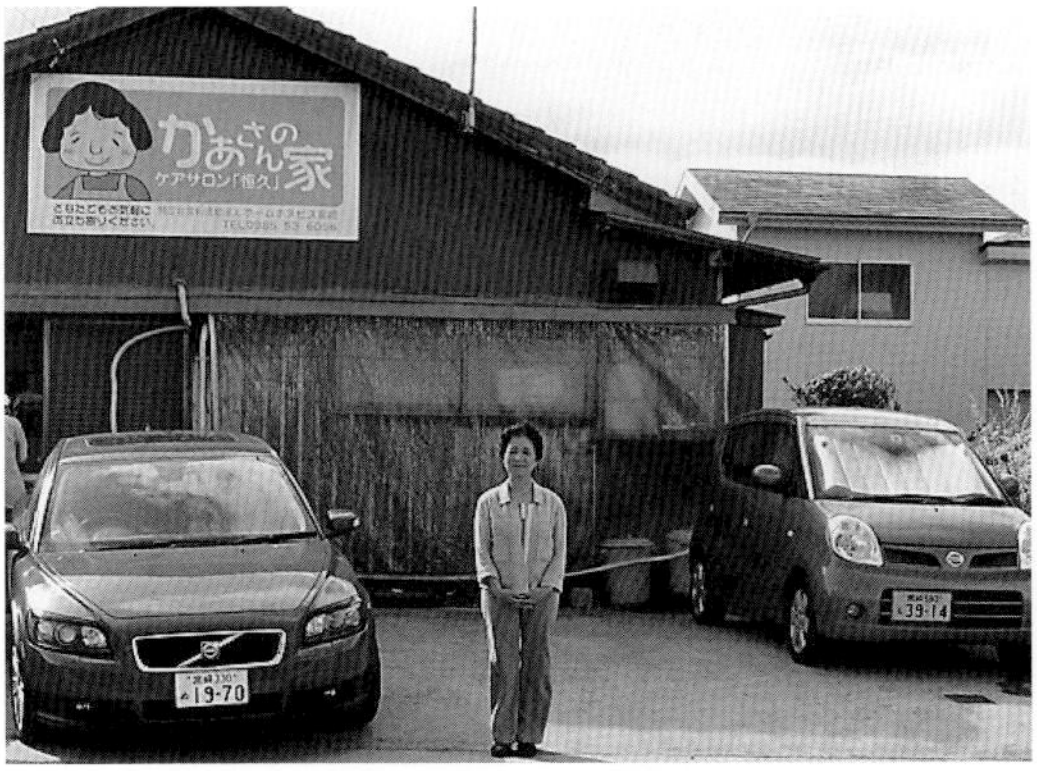

「かあさんの家　恒久」の前で。筆者

半日を過ごしていただく時間と場所を作ろうと思いました。

デイサービスや小規模多機能施設にも、そのような場所があります。しかし、そこには介護保険制度の枠があります。「ケアサロン恒久」は、そうした枠にとらわれない「もう一つの居場所」です。

しかし、今のところ採算はとれていません。お料理を作りに来てくださる人はボランティアです。ご近所の方もいますが、バスで三十分も離れた家から通って、せっせと料理を作ってくださる方、家の畑で作ったとれたての野菜や到来物の食材をお裾分けで持ってきてくださる方、楽しそうにてきぱきと台所で采配をふるって十人分もの食事を作ってくださる方は、ほとんどボランティアなのです。

サロンに通うお年寄りからは、お料理の実費を五〇〇円いただいているのが現状です。

それでも、このような高齢者の居場所があちこちにできると、きっと地域で暮らし続けることが可能になり、ひいては介護予防にもつながるのではないか思います。

ＮＰＯ法人としての事業

ケアサロン恒久は、ＮＰＯ法人ホームホスピス宮崎の事業の一つです。紹介したように、収益性はありませんが、私たちは地域に必要な場所と思い開きました。同様に、ホームホスピス「かあさんの家」も、地域に必要な場所を、と考えて開設しました。

ＮＰＯ法人の役割は、公益にかなう団体がそれぞれの目的にしたがって、企業や行政だけでは提供できないサービスを提供することにあります。

役割の一つは、行政機能を補完する役割です。行政の職務は公平性や平等性が考慮されなければなりませんから、平均的市民の要望に基づいた物やサービスの提供に限られてしまいます。これに対してＮＰＯは活動の目的を自分たちで決めることが出来るため、公平性や平等性の追求のみに限ることなく、個別性の強いテーマにも対応できます。ここにＮＰＯの存在意義があると考えます。

ＮＰＯ法人ホームホスピス宮崎の目的は、「最後までその人が望むように、生を全うできるまちづくりをめざして」であり、「宮崎にホスピスをではなく、宮崎をホスピスに」したいと考えています。私たちが暮らす町、地域をよりよくしたい、そこに住み、生きる人にとって価値ある場所にしたいという願いが活動の原動力です。「かあさんの家」は、その目的のために必要な「看取りの補完」「家族の再生」「コミュニティの再生」を具現化する事業の一環です。

その点から、先ほど述べた「かあさんの家」の入居者が支払う毎月の居住費やサービス料金を考える時、平均一四〇〇〇〇円の利用料金はどう受け取られるでしょうか。その額は、現状ではだいたい四十年会社勤めをした人の厚生年金の平均受給額くらいです。それに、外付けの介護保険あるいは医療保険サービスに支払う一割負担がありますし、日常の生活の中でちょっとしたお小遣いも必要です。国民年金の平均受給額は三〇〇〇〇〜五〇〇〇〇円ですから、年金だけでは「かあさんの家」の利用料金は払えません。

「かあさんの家」の入居者が支払う居住費やサービス料金を高いと考えるか、安いと考えるか、適正な価格と考えるかは受け取る人の状態と判断にありますが、そこに自ずから、「かあさんの家」の社会的役割や立ち位置が決まってくるのだと思います。

寄付（ドネーション）、チャリティの文化

「かあさんの家」の運営のために、私たちは国や県、また民間のさまざまな団体が公募している助成金制度に積極的に申請し活用してきました。また、「かあさんの家」の設立趣旨に賛同してくださる民間会社や個人から寄付金をいただいてきました。

笹川医学医療研究財団、勇美記念財団、日本財団夢の貯金箱君和田桂子基金、アフラック、郵便事業株式会社年賀寄付金助成事業、西日本高速道路エリアパートナーズ倶楽部、独立行政法人福祉医療機構などの助成金は運営を力強く支えてくれます。こうした助成金や寄付金は運営面で助かるのはもちろんですが、私たちの活動を勇気づけ、励ましてくれます。

よく言われることですが、欧米に比べて日本は寄付やチャリティ文化がまだ十分に定着していません。赤い羽根募金、赤十字募金、年末助け合い募金などは身近で、私たちは慣習として行っています。また、大災害が起きたときの義援金などは、多くの方が進んでなさっていると思います。しかし、個人の資

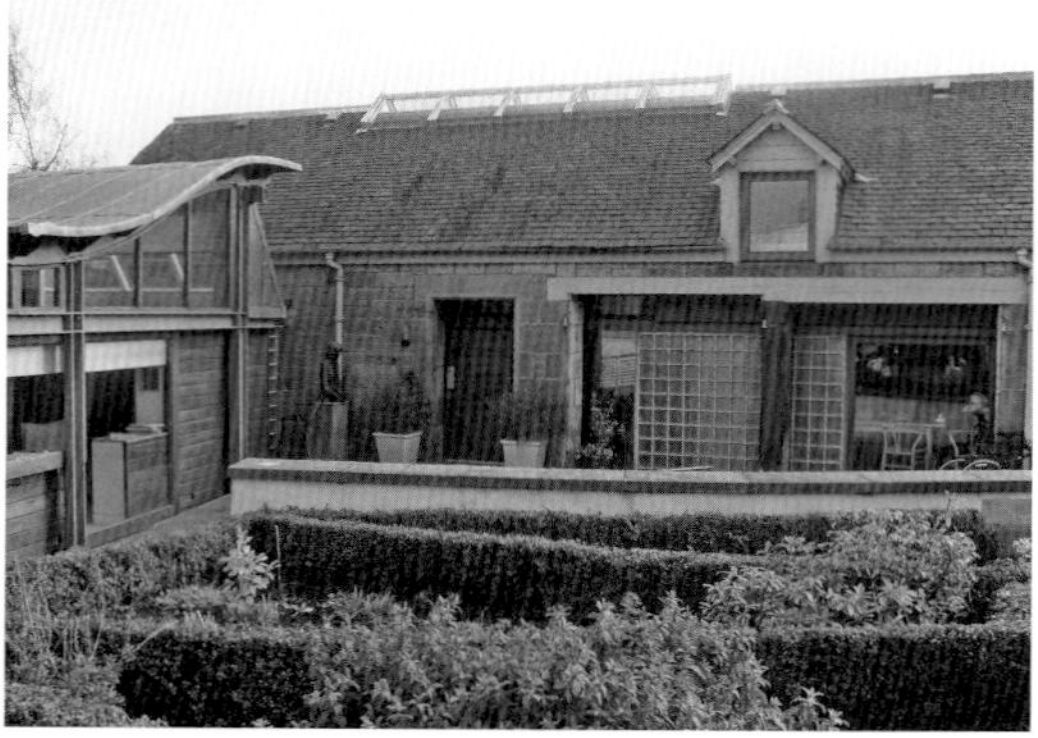

エジンバラにあるマギーズセンター

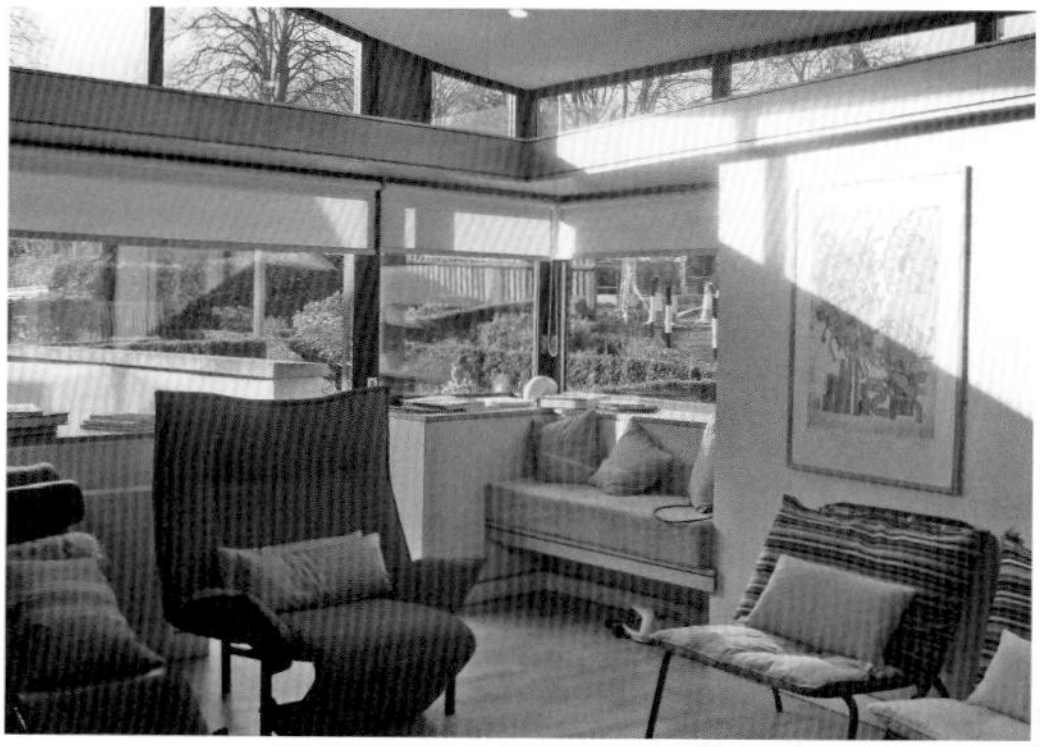

マギーズの室内。自宅の居間ようにくつろげる場所

産の一部を寄付する、社会に還元するということになると、到底、欧米の比ではありません。そこには、キリスト教に根付いた文化との違い、それに税制の違いが大きく関係してきます。

マギーズ

ホスピス先進国イギリスでは、がん患者やターミナルケアのためにそれぞれ目的をもった様々な施設やサービスがあり、多くが個人の寄付金やチャリティで得られた資金で運営されています。私たちが研修で訪ねたマギーズもそうした施設の一つでした。

造園家のマギー・ケズウィック・ジェンクスさんが乳がんになり、七年の闘病の末亡くなった後、夫のリチャードさんがその遺志を継いで設立した施設、がん患者支援センターマギーズです。最初にエジンバラに建てられたセンターが、病院の敷地内にある古い売店の小屋を改造したものであったこと、建物のもつ雰囲気が利用者にあたえる安心感、くつろぎ感などを大切にしており、建物に一歩足を踏み入れた時から包まれる家庭的な空間を作り出しているところなどが、「かあさんの家」にも一脈通じるように思います。

病院の敷地内にあって、病院とは全く違う建物にがん患者さんとその家族が自由に出入りしています。情報が欲しい人、語り合いたい人、話を聴いてほしい人、家族との時間を過ごす人、自分自身を見つめなおす時間と空間が欲しい人、それぞれのニーズに合わせて利用できる家です。

マギーズは最初に開設してから十二年経った現在、全国に十一カ所開設され、がん患者とその家族の精神的支えになっています。この運営を支えるものが寄付金とチャリティ活動、そしてボランティアであることに着目したいと思います。

死を受けとめる地域を取り戻すために

「かあさんの家」を運営するために自助努力はもちろんですが、たくさんの人に理解し共感していただくために、私たちは講演会やチャリティコンサートを開いてきました。講師や演奏家の方には宿泊・交通費程度でお願いをし、皆さんがほとんどボランティアで駆けつけてくださっています。また、私たち自身も全国各地で活動の紹介をしています。こうした活動を支えてくださっているのは、一般の市民ボランティアです。「かあさんの家」の隣近所の方々の心遣いも、ボランティアです。

今、日本にボランティアと寄付・チャリティの文化が両翼にあって支えあう文化が根付けば、もっと躍動的な共生のための社会環境が作り出せるのではないかと思います。

「かあさんの家」は営利を目的としてつくるものではありません。また、利益を望んでつくれるものでもありません。その一方で、経営の安定を望んで制度の枠内にとどまっていては入居者の個別性を尊重し対応するサービスが確保できません。

今、ホームホスピスをつくろうと、日本の各地域で、ユニークな取り組みが始まっています。どのホームホスピスも、周囲を動かす強い思いと現実化していく行動力にあふれています。地域社会を見据えて共に生きようとし、老いと病そして死を生活の中で支えようとする共通の理念を持っています。

しかし、運営はきわめて現実的で決して楽ではありません。

死は個人の歴史にとってきわめて非日常的な事象ですが、同時に社会的には日常的な事象です。死は平等です。その死を、社会から遠ざけたところにおくのではなく、老いや病いとともに生の延長線上において社会がかかえる、私たちが生きる日常の中で大切に受けとめていく、そのような社会、地域を取り戻したいと思います。

ホームホスピス「かあさんの家」の試みが一つの提案となって、共感と支援の輪が広がっていくことを願います。

ホームホスピス

「かぁさんの家」の仲間

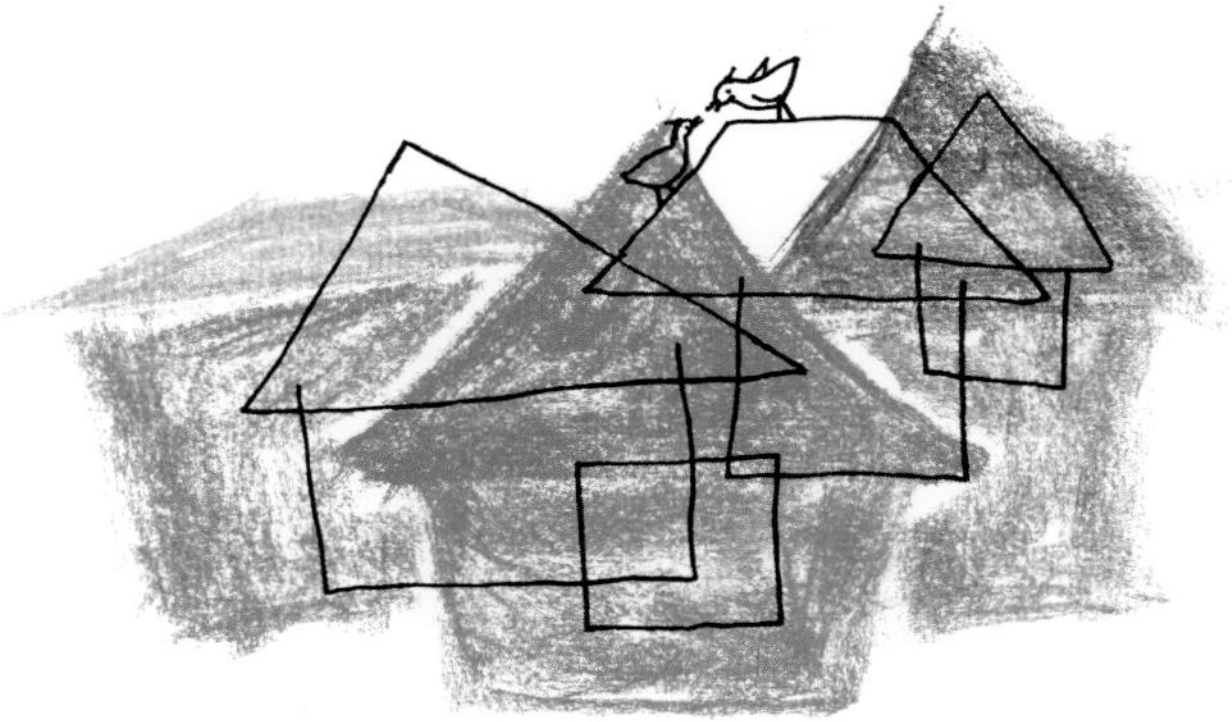

ホームホスピス「かあさんの家」の仲間たち

ホームホスピス「かあさんの家」がテレビやラジオ、新聞・雑誌などで紹介されることが増えるにつれて、見学に訪れる人が増えてきました。行政関係者や地域問題、高齢社会などの研究者、マスコミ関係者などさまざまな職種の人がみえますが、やはり看取りの現場に近い看護師や訪問看護師、保健師、医師、介護施設の関係者が多いようです。

その中には、施設のあり方に限界を感じたり、制度の壁にぶつかって出口を探っているうちに「かあさんの家」をみつけて見学し、「この方法がある」「できそう」そういって元気を出して帰っていかれる方がいます。

いま、「かあさんの家」を一つのモデルとして、その地域、コミュニティにあったかたちで、それぞれの思いを反映させたホームホスピスをつくる人が少しずつ出てきています。お祝いと応援の気持ちで訪問・見学させていただき、お話を聞くと、どのホームホスピスにも、周囲を動かす個人の強い思いと現実化するダイナミックな行動力があり、「地域社会でともに生きる」、「老いと病いを生活の中で支える」、「看取りの文化を復興する」など、根底で支えるしっかりとした独自の哲学があることに気づきます。

共通しているのは、老いや病い、そして死を地域社会でかかえ、生活の中で最後まで看ていく。そのために、少人数の入居者で、制度の枠内にとらわれない個別のサービスを提供し、一人一人の生活を支えるというところです。

高い理想を追求していますが、運営はきわめて現実的で決して楽ではありません。しかし、どこにも制度内だけにとどまっていてはできない、入居者一人一人への丁寧なサポートがあり、そのための工夫があります。

ここで紹介する仲間たちは、安心して最期まで生きるためのもう一つの「家」をつくろうとしています。高齢社会を迎えた今、私たちが最期のときを過ごすもう一つの「家」のかたちです。

ホームホスピス「神戸なごみの家」・・・兵庫県神戸市

〈二〇〇九年二月開設〉

坂の上の家

ホームホスピス「神戸なごみの家」が建つのは六甲山の麓、見晴らしのよい山の手の住宅街の中です。近くにひよどり越森林公園や鵯越駅があるところからみれば、その昔、源義経が、急峻な坂を騎馬隊を率いてドドドッと駆け下り背後から平家に奇襲をかけたという逆落しの舞台はこの辺りでしょうか。

かなりの勾配がある坂道をくねくねと上ったところに建つ「神戸なごみの家」は、瀟洒な趣のある洋風の家屋、二階のテラスからは意外と間近に海が見えます。愛犬の姫ちゃんが、来客と知ってしっぽをふって吠えています。

もとは診療所だったという物件を購入し、自分の思うホームホスピスのかたちに改修したのは松本京子さん、緩和ケア認定看護師の資格をもつ看護師さんです。

ホームホスピス「神戸なごみの家」

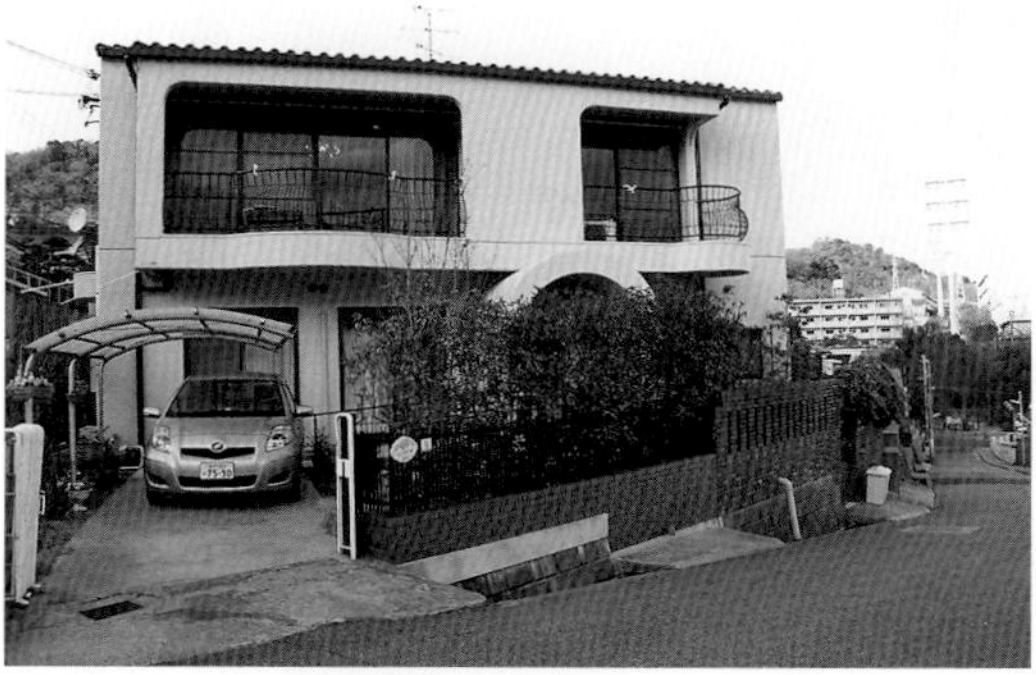

坂の上に建つ「神戸なごみの家」

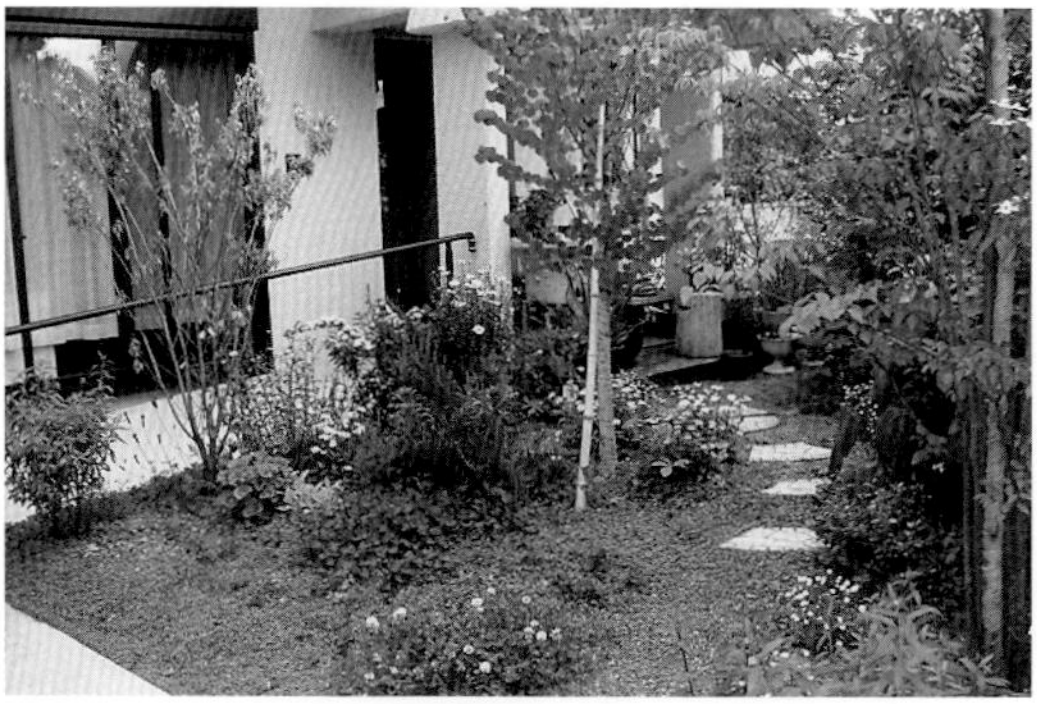

「神戸なごみの家」の前庭は、県立淡路園芸学校の生徒さんがボランティアで造ってくれました

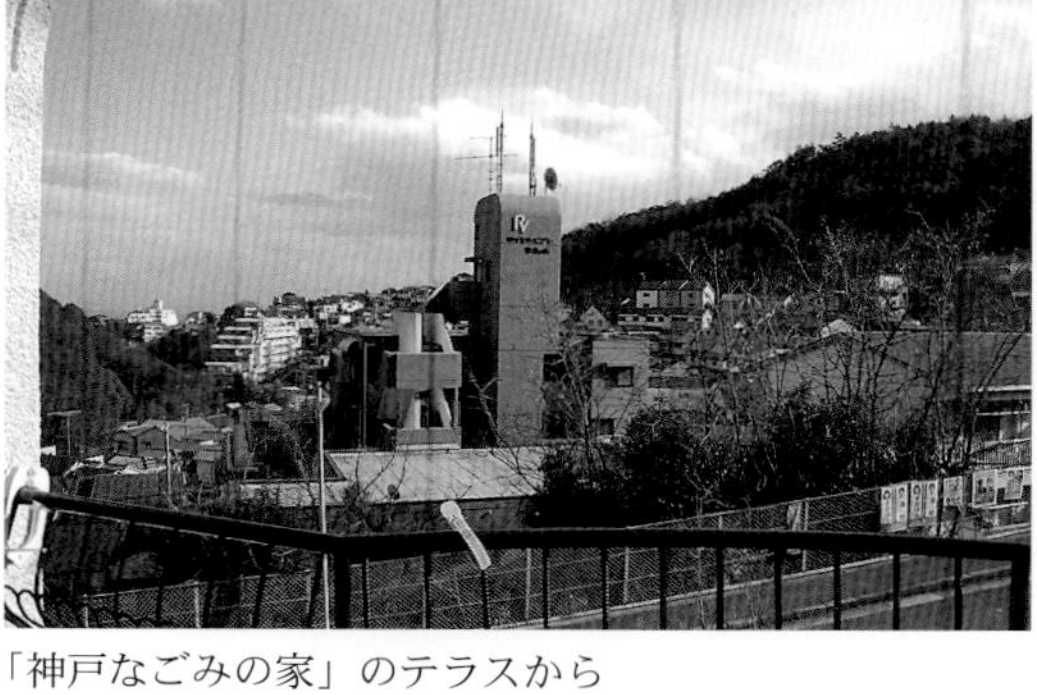

「神戸なごみの家」のテラスから

二〇〇九年二月開設、その少し前二〇〇八年十一月に訪問看護ステーションあさんてを立ち上げています。当初は、「なごみの家」と同時開設の予定でしたが、なかなか地元の了解を得られずに遅れてしまいました。でも、結果的には「よかった」と言います。経営の安定が見えてきたところで開設したことが、「やっていける」自信につながりました。

松本さんは長いキャリアをもつ看護師です。「神戸なごみの家」をつくる前は、林山朝日診療所に併設された訪問看護ステーションやホスピス病棟の管理者をしており、その前は、西市民病院に勤めていました。そこで神戸・淡路大震災に遭いました。建て替え中だった病院は文字通りぐしゃっとつぶれましたが、奇跡的に亡くなった方はお一人にとどまったそうです。

人智を超えた災害に見舞われると、人のこころは時に大きく変化します。病院がつぶれてしまったので、松本さんは震災直後から避難所をまわって被災者の救護に携わりました。そこで、病院の医療が病院の中だけで終わってしまい、いかに生活との関わりが少ないか、生活者を支援できていないかを痛感しました。松本さんの中で「生きる」意味が少し変わってきたのかもしれません。

震災後、訪問看護師として二年、その後、はやしやまクリニックの統括管理者として、ホスピス病棟や訪問看護ステーションで終末期の患者さんやご家族と関わってきました。同時に「看取りは生活の中にあるもの」、そう思いはじめた松本さんは、ドイツのエイズホスピスや子供ホスピスを熱心に視察してまわり、その思いを強めていきました。

震災の体験後、多くの方の在宅医療、在宅での看取りを支援してきたその延長に「神戸なごみの家」

があります。

一人の時間を大切にして、みんなで共に暮らす家

松本さんとホームホスピス「かあさんの家」の出会いは、松本さんが修士論文でホームホスピスの定義をテーマにし、それの具体例として見学にみえたことからでした。修士論文の提出はまだのようですが、松本さんのホームホスピスの具体例が「神戸なごみの家」です。

「神戸なごみの家」のホームページを開くと、「あなたらしい暮らしをサポート」「ひとり一人の個性を大事にし……」という言葉が出てきます。「かあさんの家」と大きく違う点に、各部屋にドアがあり個室になっていること、利用者のベッドにナースコールがついていることが挙げられます。スタッフは入居者のお部屋に入るときはノックして入ります。

松本さんは、「神戸人には、プライバシーが守られる空間（個室）が絶対に必要だと思う。それに、終末期であっても一人の時間を大切にしたい時期がある」と言います。

その上で、みんなで一緒に暮らすのが「なごみの家」流です。入

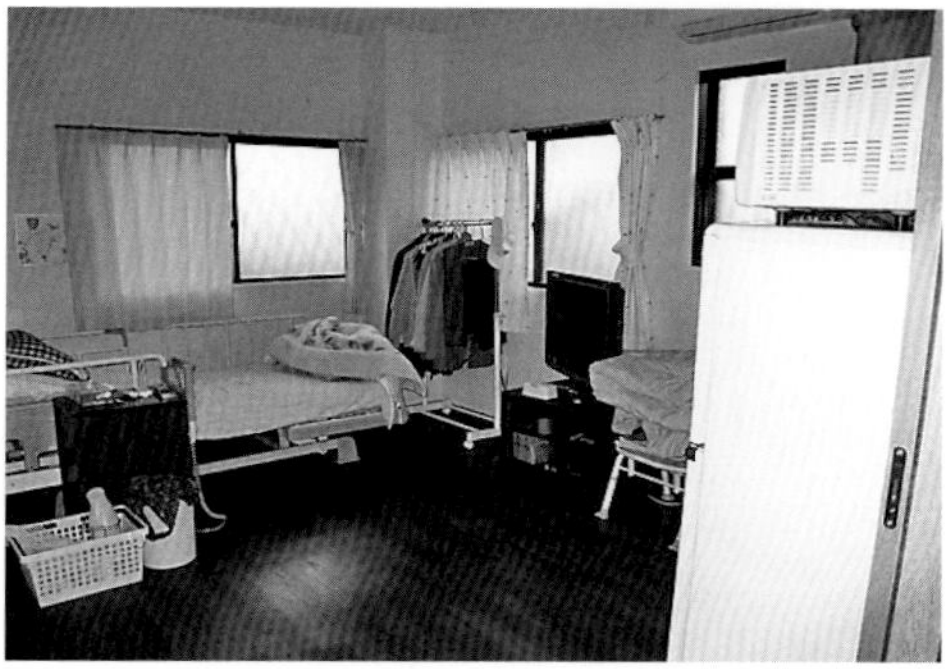

入居者の部屋

居者だけではなくスタッフも一緒に、お互いに助け合って共同生活を送る。ペットもＯＫだそうです。お食事はリビングで、スタッフも一緒にいただきます。状態が少しずつ悪くなってきた方に「お部屋で食べてもいいのに」と言いますが、やっぱりみんなと一緒に食べるためリビングにいらっしゃるそうです。

林山朝日診療所のはやしやまクリニック「希望の家」はホスピスでしたが、『ホスピスは一般病棟とは違う』といってもやはり病院。そこにいるとどうしても病人になってしまう。二十四時間パジャマで過ごすのは病人」ですから「なごみの家」では、朝起きたらみんなきちんと着替えてリビングに出てきます。そこには、入居者が最期までできるだけ自立して、普通に暮らすことができるよう、共に支えあって生活する「家」でありたいという思いがあります。

スタッフと立ち話をしている女性は、余命数カ月と言われて入居されてもう一年以上になるそうですがとてもそうは見えず、話を聞くまではご家族の方だと思っていました。その女性はどことなくおしゃれな雰囲気で、ちょっと立ち寄って世間話をしている様子には、介護する人と介護されている人との関係は見えませんでした。

ただ、そんな関係を築くためには「ここになじんでいく時間が少し欲しい、状態があまり悪くならないうちに三～六カ月くらいはほしい」ところです。

ホームホスピス「神戸なごみの家」

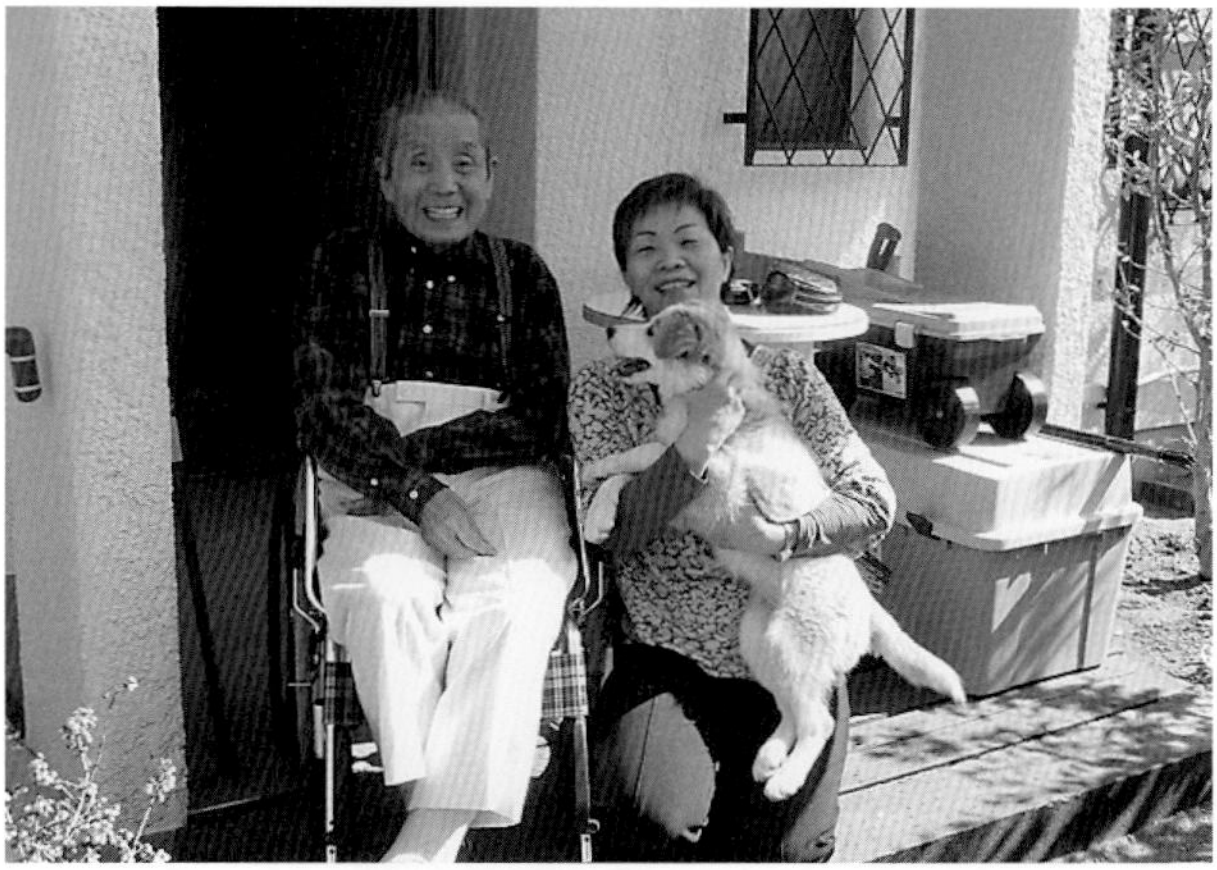

最初の入居者Mさん(左)と松本さん。抱いているのは子犬の姫。Mさんは、若い頃着ていた白いズボンにサスペンダーで決めて、デイサービスへ

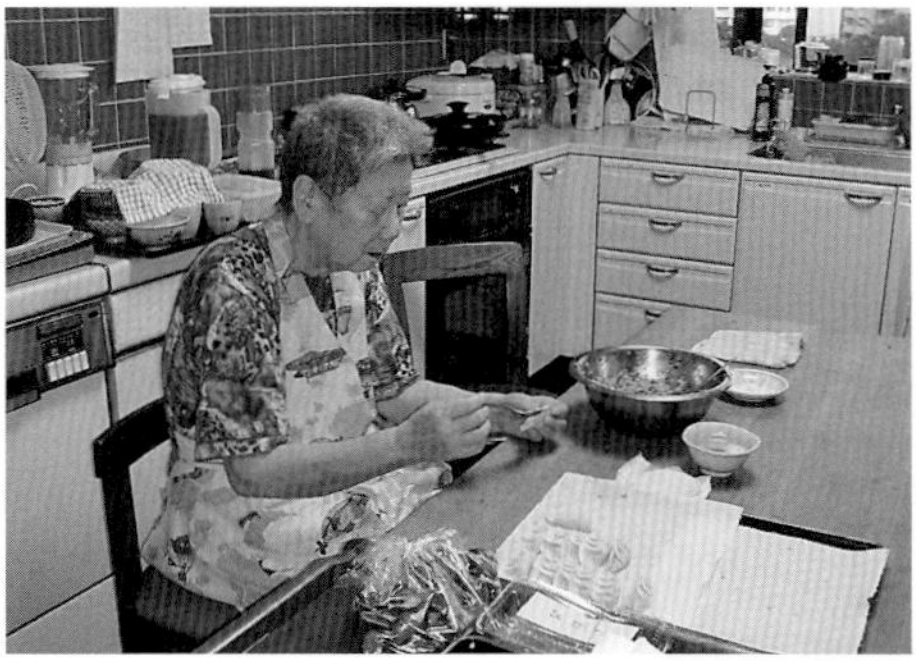

餃子を作る入居者のNさん。入居時には、余命6カ月と言われていましたが、1年が過ぎてお元気です

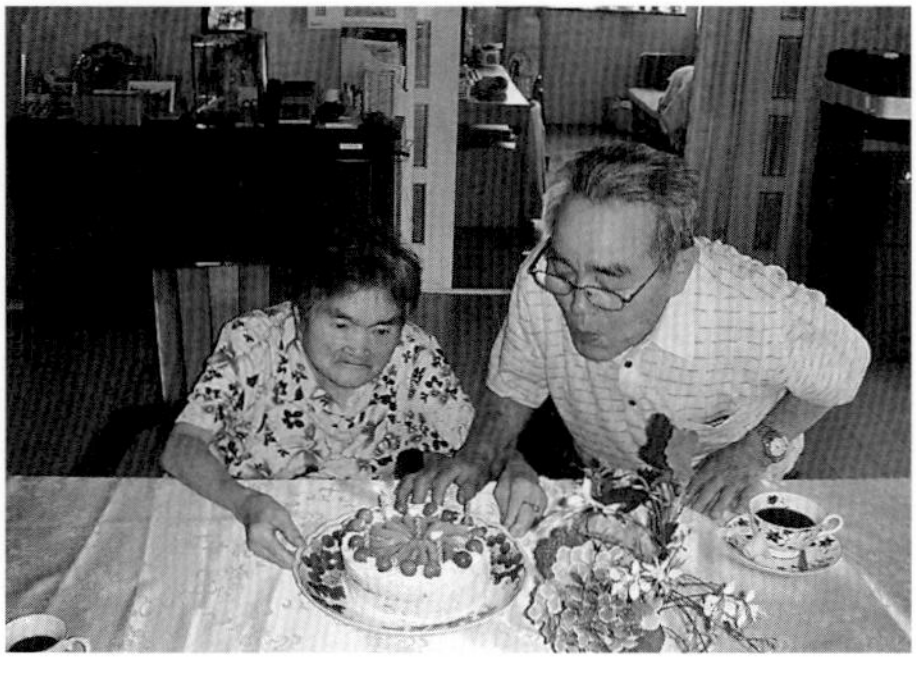

入居する妻の誕生日に、ケーキのろうそくを消して祝う夫婦

看護理念の反映

松本さんのこだわり

「看護師をしていて本当によかった」という松本さんのお話を聞いていると、根っからの看護師さんだなと思います。

通常は、訪問看護ステーションあさんての一員として訪問看護にまわる松本さんは、「なごみの家」の業務はスタッフにまかせていく方針、あまり口は出さないことにしています。それでも「こだわり」があります。

常にケアする相手のこと全体を意識してとらえ、流れとしてみない。とかく慣れてくると「こう思っているんじゃないか……」、「今はこういう時期だからこう」と思い込んだりしがちですが、それはダメ。入居者の話す言葉の背景にまで思いを馳せる。「不安そうにしているのですが……」という前に、なぜ、そう見えるのかを把握すること。例えば、状態が悪くなるにつれて食欲がなくなってきた入居者が、毎回食事を残すようになった。出されたものが全部食べきれない、それ故に「不安そうにしている」のであれば、ご本人が気づかない程度、少しずつ食事の分量を減らし、完食できて満足が得られるように配慮する。

こうした配慮をするには、日常のコミュニケーションが大事で、それはたんに業務としてはとらえき

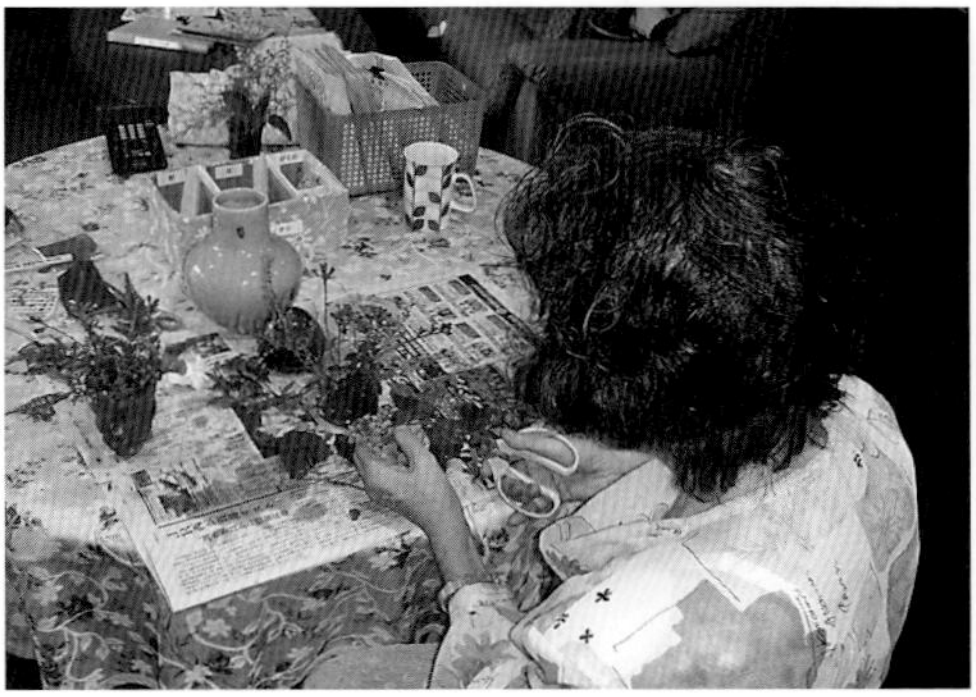

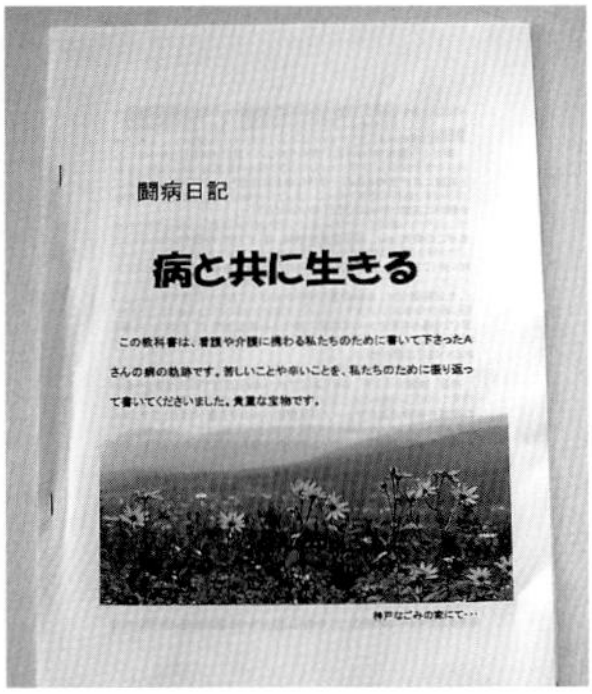

左・毎日、庭の花を生けてくれた入居者
右・入居者の一人が体験を残してくれた闘病日記。「この教科書は、看護や介護に携わる私たちのために書いてくださったAさんの病いの軌跡です。苦しいことや、辛いことを、私たちのために振り返って書いてくださいました。貴重な宝物です」（表紙文）

れない部分です。一人一人の生活スタイルの細かな点にまで心を配り、入居者の状態にあった暮らしを創意工夫することにケアの醍醐味がある。それをスタッフに求めていきます。

「神戸なごみの家」のスタッフは皆、このしごき（？）に鍛えられた人ばかりだそうです。

入居者の変化を見逃さない

「なごみの家」は、医療ニーズが高い人が多い家です。松本さんやあさんての訪問看護師は、日頃はスタッフの一員として入っているので、一緒に食事を作ったり掃除をしたりしていますが、常に入居者の変化を見逃さないようにして、要所要所では医療者として介入するようにしています。例えば、長期の入居者にパーキンソンの方がいますが、微熱が出て状態が落ちてきている。誤嚥から肺炎をおこしている可能性があります。すぐにカンファレンスを開いて、医師やご家族とともに今後の対応を考えました。

今、その人の身体で何が起きているのか、一つ一つのケースに医学的にはもちろん、倫理的にも根拠のある評価をしていきます。

入居時に、「何もしなくていい」と言っていた人、あるいはご家族でも、少し元気を取り戻せば当然考え方は変わってきます。終末期だから何もしなくていいわけがありません。本人と家族の希望や納得のうえの対応を大切にしています。

松本さんは、「看取りは、それまでのプロセスが重要であって、終末期の急速な変化に対して全人的視点を大事にしていく、そこにきちんと命と向き合えるものがなければいけない。ご家族に、看取りきったという慰謝されるものが必要」と言います。

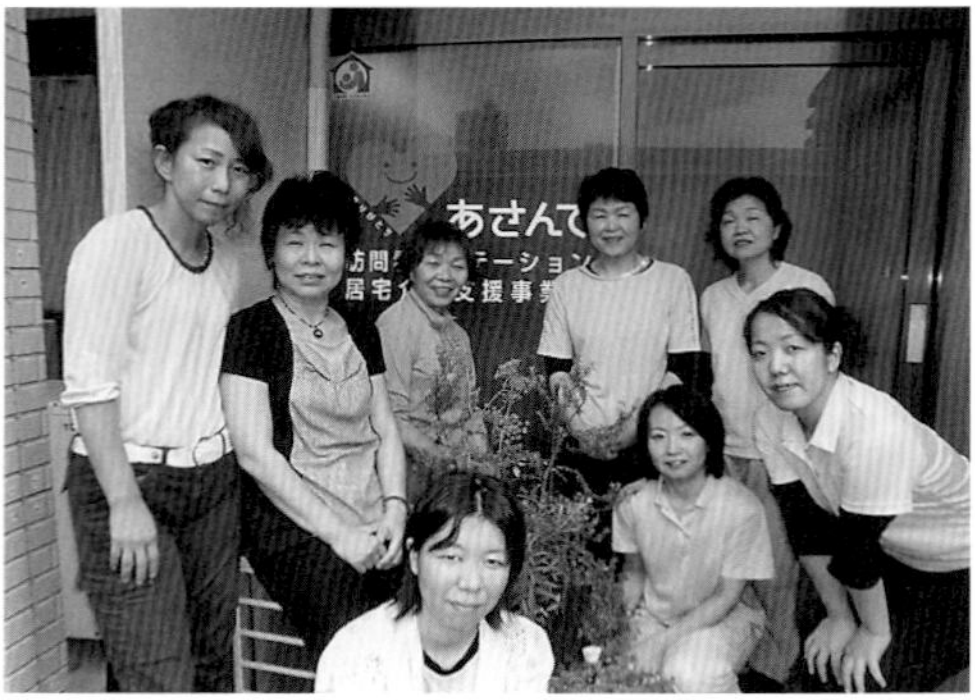

「あさんて」のスタッフ

「神戸なごみの家」のかたち

看護職と介護スタッフ

「神戸なごみの家」は、訪問看護ステーションあさんてとヘルパーステーションあさんてから看護師とヘルパーを「なごみの家」に派遣するというかたちをとっています。現在、ヘルパーが二・五人、看護師が二人、調理担当が一人、事務職一人の人員体制で、昼三人、夜一人のスタッフが五人の入居者を見守っています。看護師二人とヘルパー二人は「なごみの家」専従です。スタッフが足りない時に松本さんは週に三回当直に入りますが、これはすべてボランティアなのだそうです。

「ボランティア？　収入はないんですか」「ええ、でも私は大家ですから」「ああ、そうなんだ」と納得。松本さんは別にして、ボランティアが三人、定期的に入っています。調理担当のスタッフがお休みのときは、ボランティアさんがお料理を作って出してくれます。ご家族の方にも、お料理担当のボランティアがいらっしゃいます。「大助かり」と松本さん。

入居者は五人ですが、もう一人分の部屋を用意し、ショートステイや緊急の事態に対応できるようにしています。

かかりつけの医師は別々の診療所から二人きてもらっています。その他のサービスは外付けで、デイケアやデイサービス等は「なごみの家」から通ってもらいます。

「神戸なごみの家」の運営

「神戸なごみの家」はＮＰＯ法人格の取得を申請中で、今のところ任意団体です（この後、二〇一一年十一月取得）。入居者やその家族、また、趣旨に賛同する人たちに年会費三〇〇〇円をいただいて「神戸なごみの家」の会員になってもらい、年会費は年に数回出す広報誌や講演会の経費に充てています。会員は、松本さんの活動の理解者であり、応援してくださっています。そして、もちろん、自分やその家族の最期の場所として「神戸なごみの家」を望む人たちもいます。

実際に入居するときは、預かり金として一五〇〇〇〇円（三カ月償却）、あとは毎月の利用料金として、食費四万五〇〇〇円、光熱費・共益費二万五〇〇〇円、家賃として五〇〇〇〇円をいただいています。

一律一二〇〇〇〇円の入居費では、スタッフの人件費だけを考えても大変だろうと思うのですが、一足先に開設した訪問看護ステーションあさんて及び居宅介護支援事業所あさんての事業が軌道に乗っているお陰で、ずいぶん助けられています。

あさんてには、「なごみの家」専従の二人を入れて九人の訪問看護師と三人のケアマネジャーがいます。神戸市長田区、兵庫区、中央区という広い地域をカバーする訪問看護は、利用者の疾患や年齢に関係なく在宅医療を支援しており、積極的にターミナルの依頼も受けてきました。開設してからまだ二年半ですが、看取りの件数は八十件を超え、その実績と信頼は大きいようです。利用者には、ぎりぎりまで自宅で過ごし、それが難しくなったら「なごみの家」に移れる、そういう安心感もあります。

しかし、はじめた当初こそそういうふうに利用されることを想定していた松本さんですが、実際には、一人暮らしの方でも最期まで自宅で過ごされる方が多いそうです。「利用者の生活を支える」看護理念の実践がそこにもあることがうかがえます。

「なごみの家」の看取り・・家族の看取りの補完

「なごみの家」で看取った方はもう十六人になります。平均すると二カ月に一人は見送ったことになります。必ず一人、看護職がスタッフとして入っていることは、看取りの時、安心につながるのでしょうか。

松本さんは、「看取りの支援に資格は必要ない」と言います。例えば、介護福祉士一人が当直にはいる夜間に看取ることも結構あるそうです。家族が看取り、それをお手伝いする。そこに医療職も介護職も関係ありません。他の入居者も声をかけたり、手を握ったりして、臨終が近い方の側にいます。愛犬の姫もじっと近くに座っているそうです。最後の時間を一つ屋根の下で共にした人々が、少し早く逝く同胞を見送る……ホームホスピス「神戸なごみの家」の看取りのかたちです。

亡くなられた後に、医師を呼ぶこともしばしばあります。ご家族とともにご遺体を清め、お見送りの支度をします。最近は介護職のスタッフも、亡くなられるときが自然とわかるようになってきたと言います。その後のお見送りは、スタッフや共に暮らしてきた入居者みんなでします。そして、寂しさも分かち合いながら、その人の思い出を語り合うのだそうです。

スタンダード版をつくる

最初は、コミュニティの受け入れに苦慮した「神戸なごみの家」ですが、どっしりと構えて、地域に開いた環境をつくっていくうちに次第に周囲になじんできた感があります。最近は、入居者や家族、スタッフとの交流をはかる「なごみカフェ」を開く日に、お茶を飲みにくる地域の方が増えてきました。スタッフも、町内の清掃や慰安旅行等のイベントなどに積極的に参加しています。高齢者が多い地域ですから、土手の草刈りなど力仕事に、若いスタッフは喜ばれます。

はじめは訪問看護ステーションで在宅医療の延長に「なごみの家」が位置してもいいと考えていたのですが、今、利用者は、神戸市内の病院の医療連携室からの紹介が多いそうです。長い看護キャリアをもつ松本さんですから、病医院との連携はしっかりとできているようです。

「なごみの家」を知って、このような「家」をつくってほしいという声はありますが、「今は、ここを守って、成功させることだけに集中したい」松本さんです。こうしたホームホスピスを自分でも作りたいという人が、彼女の周囲の看護師さんにもいます。そうした人が挑戦できるように、そのモデルケースでありたい、ここが特殊なケースであっては、こうしたホームホスピスが広がらないといいます。

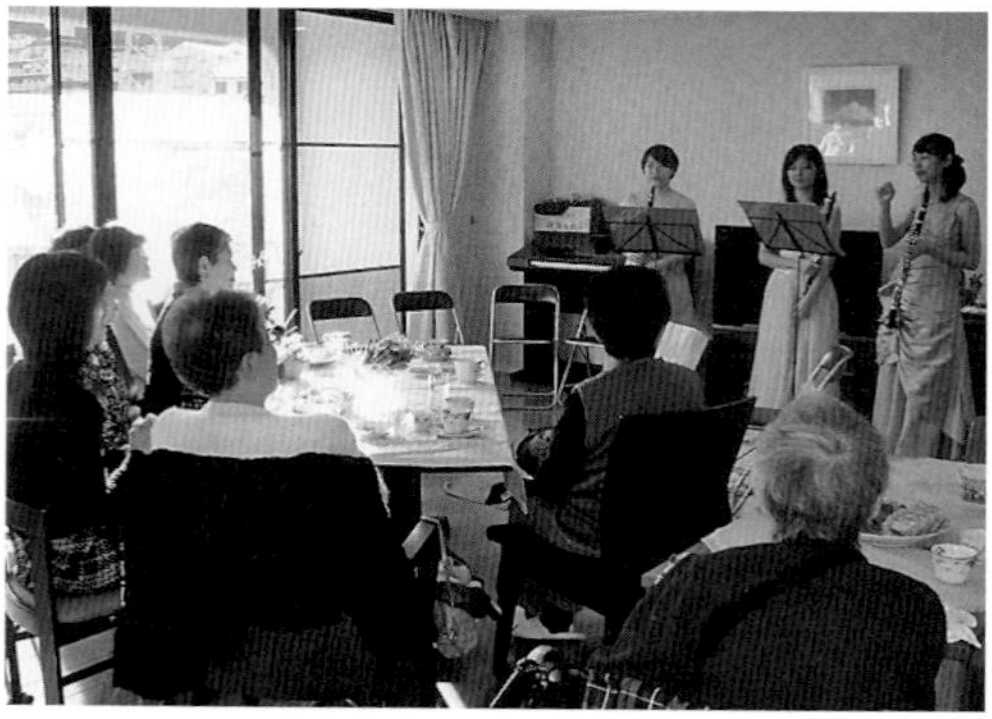

「なごみの家」で開いたコンサート。近所の方も一緒に楽しみました

松本京子さんをみていると、前に前に目標を定めて歩み続ける人のようにみえますが、まずは「神戸なごみの家」で経営的にも安定できるスタンダードなかたちをつくること、そして、それが各地域で同じ志をもつ人たちの後押しになることを当面の目標とされているようです。

ホームホスピス「愛逢の家」・・・兵庫県尼崎市　〈二〇〇九年十一月開設〉

くらしの助け合いの会「愛逢くらぶ」

コミュニティ活動の結実

ホームホスピス「愛逢の家」は、尼崎にある「NPO法人愛逢」の長いコミュニティ活動の結実です。前身となる「愛逢くらぶ」は、一九九四年、阪神医療生活協同組合において組合員同志の「くらしの助け合いの会」として発足しました。活動は主に、在宅で介護が必要とされる高齢者や障がい者の介護をしたり、手作り弁当を届けたり、移送サービスをしたり、子育て中の親の相談を受けたりと、在宅に視点をおき、誰もが安心して暮らせるまちづくりをめざして福祉活動を展開していきました。

発足の翌年に起きた阪神淡路大震災の経験が、会員のボランティア精神を強くしたことは言うまでもありません。

「愛逢くらぶ」を立ち上げ、コーディネーターとしてその活動を引っ張ってきたのが兼行《かねゆき》栄子さん、現在、「愛逢の家」の理事を勤めています。学校を出て看護師として働き始めた頃から、彼女の関心は地域医療でした。「愛逢くらぶ」はまさしくその実践の場になりました。

「愛逢くらぶ」をはじめて八年経ったころ、徐々にターミナルケアへ関心を高めていった兼行さんは、次のステップを訪問看護師と決めて「愛逢くらぶ」を辞めました。そして、緩和ケアを学ぶため淀川キリスト教病院を訪ねたり、緩和ケアナース養成講座に申し込んだりと道を模索するうちに、林山朝日診療所はやしやまクリニック「希望の家」で勤務する機会が得られました。

そこで、残り少ない日々を送る患者さん・ご家族を支援しながら、兼行さんのターミナルケアへの考え方が大きく変わってきました。亡くなっていく人を前にしたときに何をすればいいのか、それを学ぶための緩和ケア病棟勤務でしたが、そこで求められているのは知識や技術が第一ではない。「特別なことは何もない。ただ寄り添うこと」が一番大切なことと思うようになりました。

三年あまり「愛逢くらぶ」から離れていたのですが、留守の間に法人格を取得した「NPO法人愛逢」からケアマネジャーとして戻ってきてほしいと要請を受けたのを機に、病棟を出て尼崎に帰り、地域での看取りをより具体化したホームホスピスの開設をめざすことにしました。

ホームホスピス「かあさんの家」の話を聞いて早速、見学に行き、彼女の思いにかなうかたちを見つけたと言います。「そう、これなのよ。こういうことがしたかったのよ」そう思った兼行さんは、尼崎に帰って会員たちを説得しました。モデルがあったことで、みんなにイメージしてもらいやすかったといいます。それから、機会を見つけては、地域の人に訴え、理解を求めていきました。

兼行さんの思い

兼行さんがホームホスピスをつくりたかったのには、彼女自身が痛恨の思いをした出来事がありました。

一つは、実母のこと。お母さんが救急搬送されたと連絡をもらった兼行さんは、実家に飛んで帰りました。搬送先の病院でお母さんの側についていると、病院から「家族の人はもう帰ってください」と言われました。病院には決まりがあるから仕方がないのかもしれません。ただ、そのときお母さんが言った言葉が忘れられません。

「こんなときにこそ、一番いて欲しいのは家族じゃないの?」

本当に家族に側にいて欲しい時、側にいたい時に、それができる場所が欲しい、自分の家なら当たり前のことが病院ではできない。自分の家では難しくても、自分の家のような場所があればどんなにいいかと思ったそうです。

もう一つは、「愛逢くらぶ」の利用者だった一人暮らしの高齢の男性の最後です。いつも「自分の家にいたい。病院では死にたくない」そう願う男性の意思をかなえるように、兼行さんたちは支援していました。

ある年の瀬のこと、救助会員からその男性が「朝から水一滴も飲んでいない」と連絡を受けた兼行さんは男性の家まで走っていきましたが、その場ではどうしようもありませんでした。「このまま亡くなられるようなことがあれば、私の責任になる」そう思った兼行さんは、救急車を呼んで男性をひとまず病院に搬送してもらいました。救急治療でその場をしのいだ男性でしたが、そのまま退院できず輸液でパンパンにふくれた体で病院で亡くなられたそうです。

「あの時、私は看護師として保身をはかった」それが申し訳なく、無念で忘れられない。もしその時、自宅ではなくても自宅のような家が地域にあれば、そこに入居してもらい、「畳の上で死にたい」という男性の思いをかなえることができたのに、と今でもつらい思いが残っています。

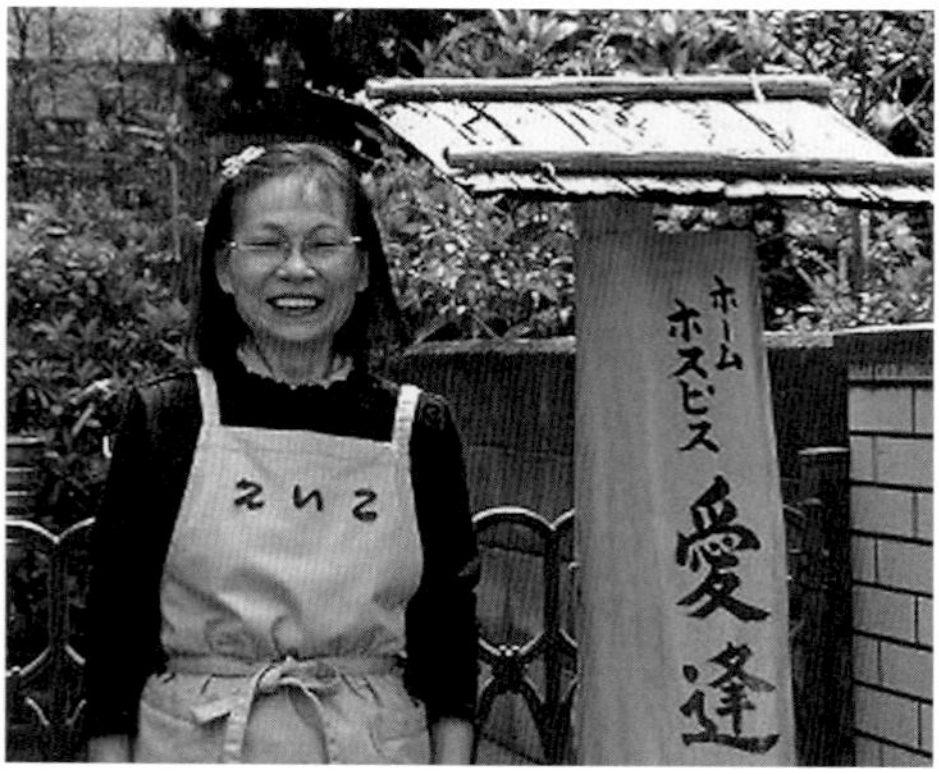

兼行栄子さん

「愛逢の家」ができるまで

家探し

阪急神戸線の園田駅を降りて五分くらい歩いた住宅街の中にホームホスピス「愛逢の家」があります。二階建ての民家は、周囲にすっぽりととけ込んで、「愛逢の家」と大書した立派な木の看板（手作りだそうです）がなければそれとわかりません。二〇〇九年十一月、満を持しての開設でした。

この家に出会うまでがちょっと大変でした。会員の賛同を得ることは出来ましたが、民家であること、五、六人の人が暮らせる大きさの家、経済的に支払える範囲の家賃、それらの条件にかなう家を探して市内中の物件をみてまわりましたが、なかなか見つかりません。「もう自分で購入するしかない」そう思い始めたころに、兼行さんの話を聞いたある男性から「私の母をそこで看ていただけるのなら、私が家を買います。どこかいいところを見つけてください」という申し出がありました。「天の救いでしたね」と言う兼行さんです。お陰で理想的な家を見つけることができました。

木造二階建ての家屋の改修費として一千万円ほどの初期費用がかかりました。とくに、二階を居室として使うためにはエレベーターがどうしても必要で、相談した建築家も無理と首をひねるところを工夫して、奥の部屋の一部を仕切って設置しました。それら改修にかかった費用は、日本財団の助成金や特別寄付金、そして、兼行さんたちの思いに共感した地域に暮らす三百余人もの人からの寄付でまかなうことができました。

開設前に、一般の人から寄付金を募ることができたのは、やはり「愛逢くらぶ」の時から「ＮＰＯ法人愛逢」にいたるまで、助け合い支え合うという市民活動が認められた成果ではないでしょうか。その後も、西日本高速道路エリアパートナーズ倶楽部からの助成金等を得て、要所要所に役立てています。

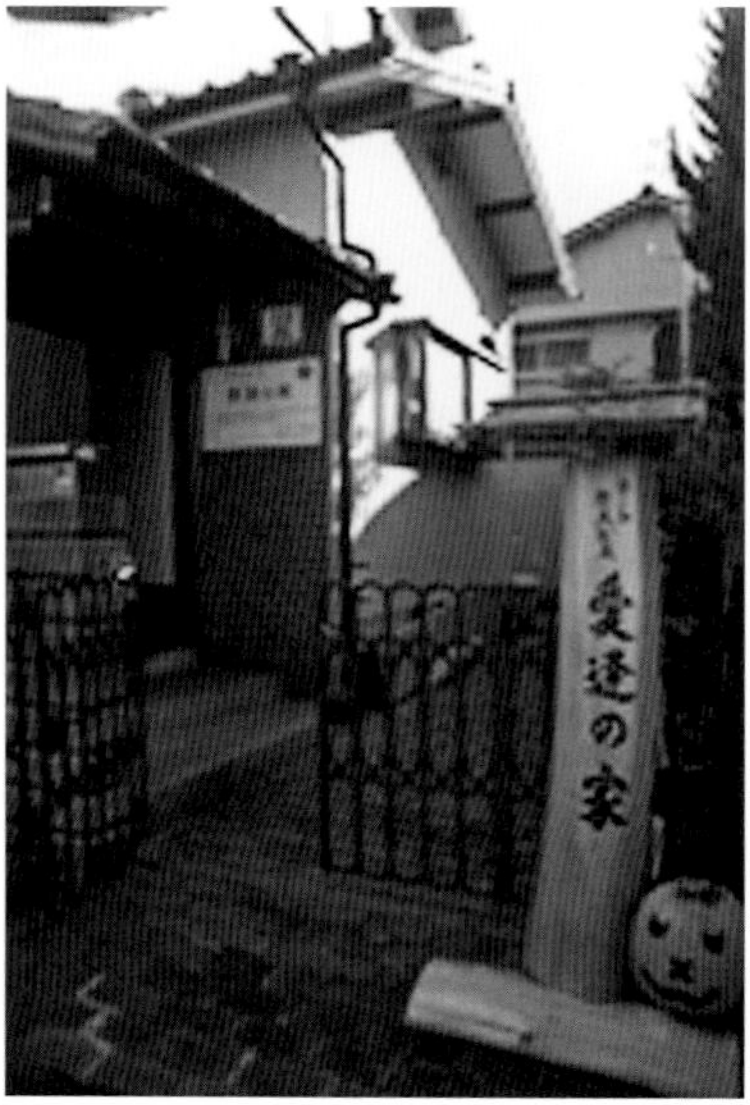

「愛逢の家」の玄関

コミュニティの理解を得るための活動

ホームホスピス「愛逢の家」がある町内はもちろん、広く地域の人に受け入れてもらえるように、「ＮＰＯ法人愛逢」は開設前からさまざまな広報や啓発活動をしてきました。チラシを配り、説明会を開いては、急激に進む高齢社会を住民みんなで支え合うために、ホームホスピス「愛逢の家」を開設したいという思いを語り、その必要性を訴えていきました。

開設後、「老いのこと、ちょっと考えてみませんか」と題して、地域限定の連続講座を開いたのもその一端です。幸いすばらしい講師陣にめぐまれて、広い視野で高齢社会をとらえ、生き方を考える学習の機会を地域の人たちとともにもつことができました。

今年（二〇一一年）三月には、尼崎市民を対象に、「人生最期の居場所・そのかたち」と題して、鳥取で野の花診療所を開き広く深い視点で在宅ホスピスを推進する徳永進医師の基調講演、それに「かあさんの家」の市原美穂、東京・山谷にある「きぼうのいえ」の山本雅基、国際医療福祉大学の高橋紘士らとともにシンポジウムを開くことが出来ました。

「愛逢の家」のかたち

「愛逢の家」の人たち

現在（二〇一一年三月）、五人の入居者が暮らしています。入居者の条件は、病気や年齢、性別に関係なく、終末期であることです。パンフレットには、

症状コントロールのついたがん末期……。
病院から退院を促されているが、医療に不安を感じている……。
高齢で一人暮らしは困難。最期を人びとの見守りのなかで過ごしたい……。
医療処置を受けて退院を促されているが、家族の受け入れに困難が予想される……
遠方の肉親が同居を促すが、やはりこの地域で暮らしたい……。

とあります。

現在、そうした条件のある入居者五人を、スタッフ十一人がローテーションを組んで、昼間二人、夜間一人でケアしています。スタッフは「ＮＰＯ法人愛逢」の訪問介護ステーションから派遣しています。そのうち三人が「愛逢の家」の専従で、四人が非常勤です。あとの四人は料理が大好きな人たちです。

主任の大森視也子さんは、「愛逢の家」の近くに住んでいます。ヘルパーとして「愛逢くらぶ」にいたときから、「具合の悪い人をみると、時間外でも心配で様子をみにいく」ような大森さんの性格を知

っていた兼行さんが白羽の矢を立てたようです。お話しをしていると、穏やかで安定感があり、入居者のことを語る口調には親愛の情が溢れています。

木下博典さんは、貴重な男性スタッフ。やはり「愛逢の家」の近くに住んでいますが、奥様をがんで亡くされた後、「愛逢の家」の趣旨に共感し、スタッフとして働くようになりました。電球一つ替えるのでも、「木下さんが来たときに頼もう」と女性スタッフから大いに頼られて（重宝されて）います。

みんなが「豊《とよ》さ」と呼んで親しむ加藤豊長さんは「愛逢の家」の家長のような存在です。長年連れ添った奥さんにつづいて頼りにしていた息子さんを亡くされた後、名古屋から娘さんの住む尼崎に越してこられました。どれほどつらい思いをされたか想像もできませんが、豊《とよ》さはとても前向きで積極的です。

元気で知的好奇心がいっぱいの豊《とよ》さは、「愛逢の家」入居者のどの条件からも外れますが、相談を受けたときに兼行さんは、他の入居者のためにも、元気な豊《とよ》さに入ってもらいたいと思ったそうです。

「NPO法人愛逢」の講演会にもすべて出席、散歩がてらに園田地区にある公園は全部踏破したと笑顔の豊《とよ》さが、趣味で描いている仏像や人物の模写を見せてくれました。見事な緻密さで、一瞬写真かと思うほどの腕前です。達筆で、「愛逢の家」のイベントの垂れ幕は全部豊《とよ》さが書いてくれます。生き生きと自立して暮らす豊《とよ》さは、みんなの励みでもあります。

もともと市民の助け合い精神から生まれた愛逢です。ボランティア精神溢れる会員たちが、お料理や庭いじり、行事のお手伝いなどで「愛逢の家」を支えてくれています。食事のおいしさは、「愛逢の家」の自慢。スタッフも、入居者とにぎやかに食卓を囲むことを楽しんでいます。

ホームホスピス「愛逢の家」

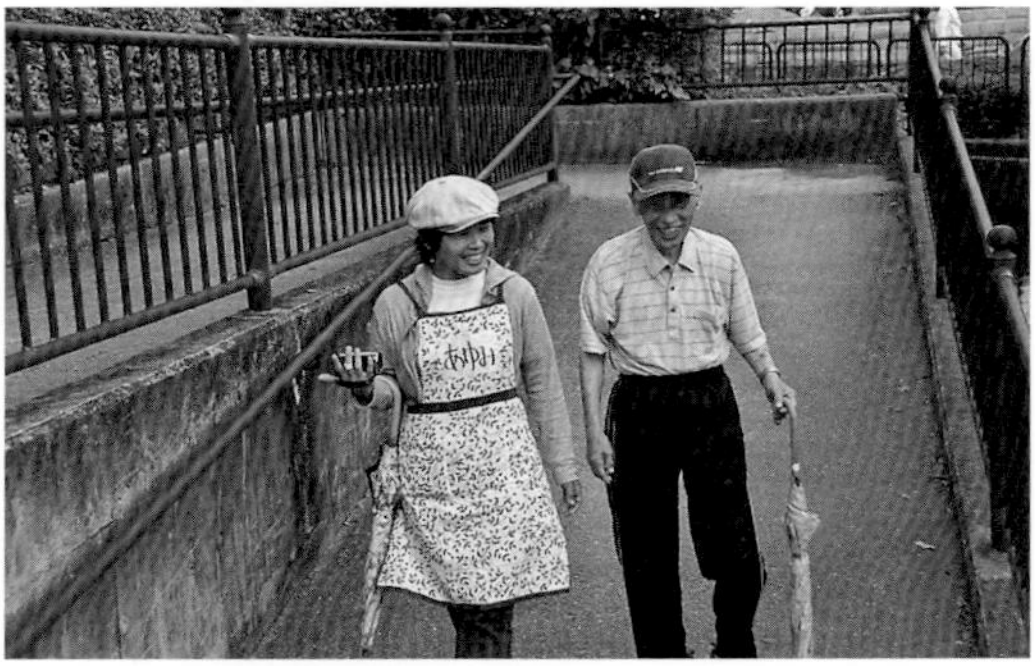

豊さとお散歩

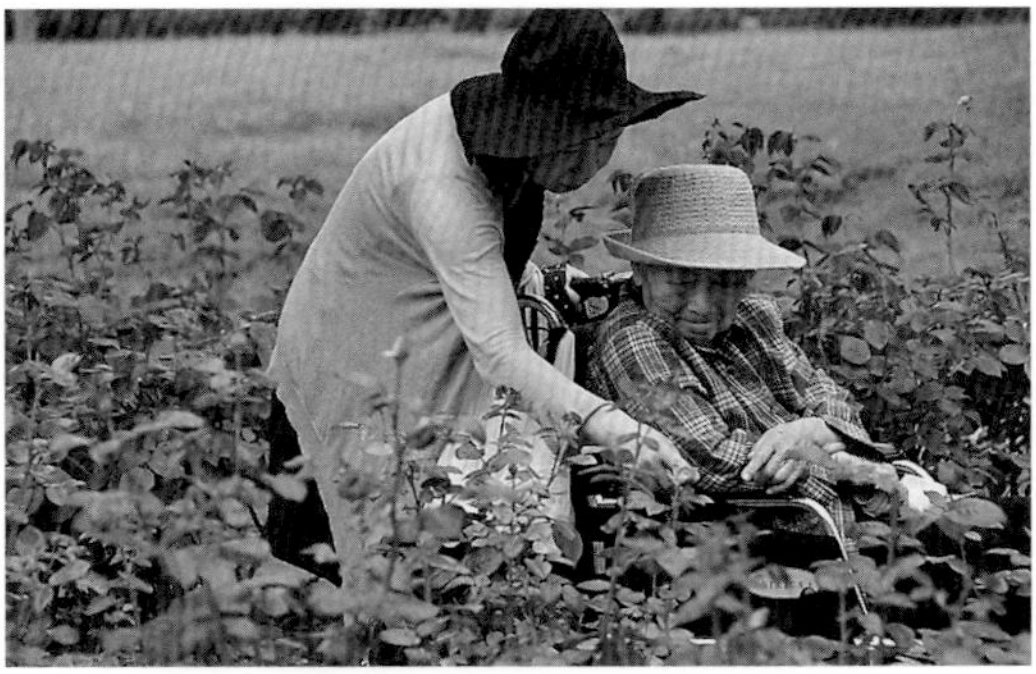

入居者と連れ立って。左・大森視也子さん

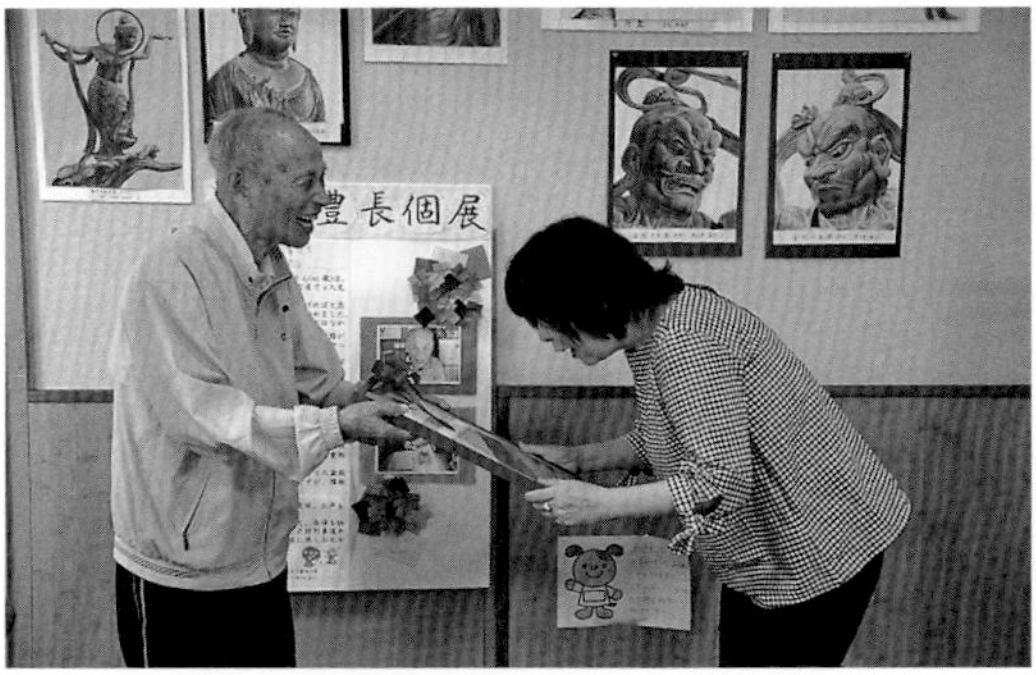

豊さの個展

お正月のお節やお誕生会やお花見など行事の折には、ボランティアも協力してふだんにも増して丹精込め、一層腕によりをかけてつくったお料理が届きます。重箱につめられたお料理の見事さからは、作り手の熱心な応援と暖かい気持ちが伝わってきます。

利用料金と外付けサービス

運営母体である「ＮＰＯ法人愛逢」は、訪問介護ステーションと居宅介護支援事業所を開いており、「愛逢の家」のスタッフは、そこから派遣するかたちです。訪問診療、訪問看護、訪問歯科診療、デイサービス等その他の介護サービスは外付けです。

入居一時金が三〇万円、毎月の利用料金は、居住費四万五〇〇〇円、食費四万五〇〇〇円、水道・光熱費その他が一〇〇〇〇円、生活支援費として二〇〇〇〇円。一カ月の利用料金は、一二〇〇〇〇円です。それに、介護保険自己負担金が加算されます。

看取りの文化の継承をめざして

開設以来一年半を過ぎましたが、今までに看取った方は二人です。

一人は大腸がん末期の男性でしたが、病院から帰っても一人暮らしで不安、共働きの息子夫婦に面倒はかけたくないという思いで入居。余命予想を超えて八カ月間「愛逢の家」で暮らし、穏やかに亡くな

ホームホスピス「愛逢の家」

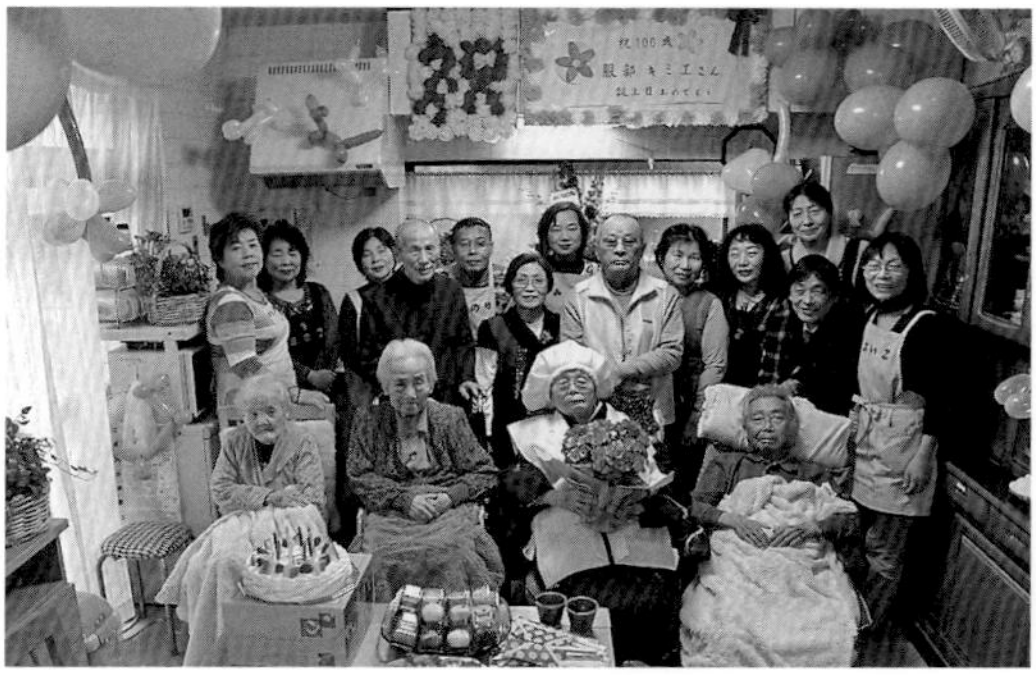

百歳万歳！　入居者の百歳の
誕生日を盛大に祝う

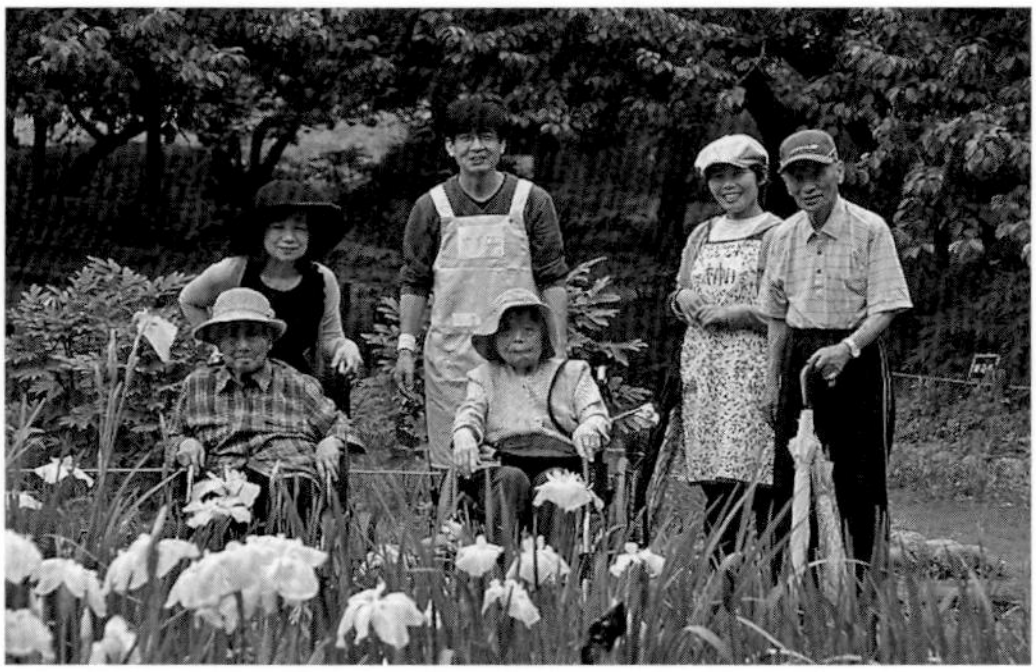

菖蒲園で

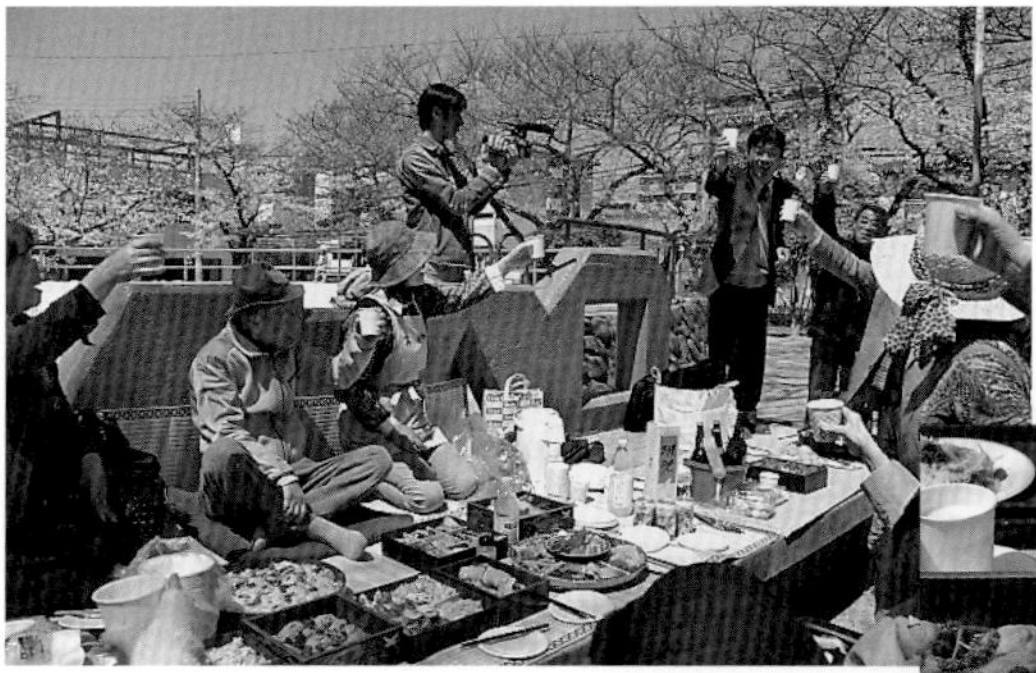

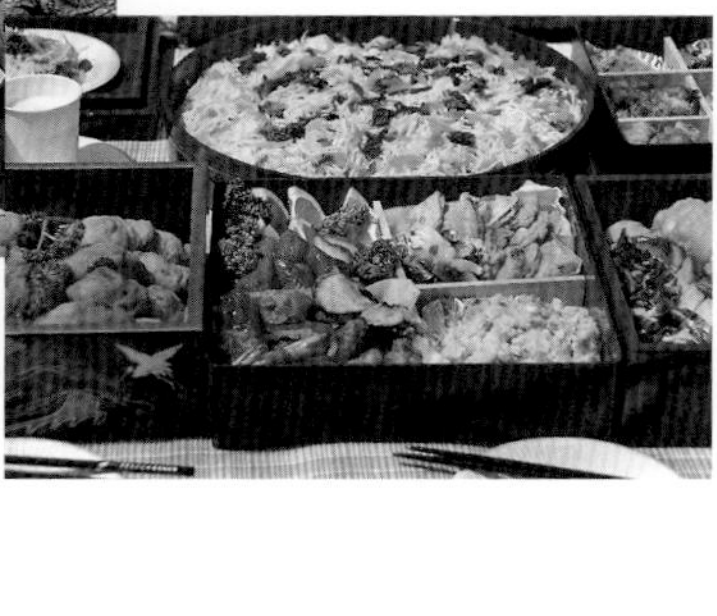

上・公園でお花見
右・季節の行事やお祝い事に届けられる豪華な
　お食事はボランティアのお手製です

られました。病院から「愛逢の家」にきてから、「食事が全然違う」と言っていつも美味しそうに食事をとり、八キロも体重が増えました。

もう一人は高齢の女性、尿管がんを患い、神経因性とう痛がなかなかとれず、腸閉塞をたびたび起こして「愛逢の家」に入居された後も入退院を繰り返されました。その方が腹膜は種で厳しい状態になったとき、「畳の上で死にたい」という思いにそって、「愛逢の家」に帰ってもらい、ここで看取ることができました。

地域での看取りの家として開設したのですが、不思議と入居者の皆さんは「愛逢の家」で元気になられます。先日は、ここで百歳を迎えた女性をみんなで盛大にお祝いしました。退去されたおばあさんもいます。終末期の状態で、東京から娘さんの住む尼崎に引っ越してきたおばあさんでしたが、「愛逢の家」で暮らすうちにすっかり元気になって、「これなら家でもみれます」という娘さんの家に引き取られました。可愛らしい小さなおばあちゃんがいなくなり寂しくなりましたが、入居の相談はあとを断ちません。

兼行さんは、看取りの文化の継承を「愛逢の家」の使命と考えています。そして、こうした活動を地域に広げていきたいと願っています。

看取りとは「特別なことは何もない。ただ寄り添うだけ」。そこにスタッフの資格は関係ありません。「だって、ふつうの家で看取りをするのに、家族に資格は求めないでしょう」と言う兼行さんは、「自分の家ではないけれど、自分の家と同じような家」が地域にいくつもつくられ、みんなが安心して最期まで暮らせるような町づくりを目指しています。

ホームホスピス「われもこう」・・・熊本県熊本市　〈二〇一〇年四月開設〉

「のさり」の文化

二〇一〇年四月に開所した熊本の「われもこう」の運営母体はＮＰＯ法人「老いと病いの文化研究所」です。代表の竹熊千晶さんは最初、保健師として仕事をはじめ、訪問看護師などを経て現在は熊本保健科学大学の教授です。彼女が「かあさんの家」に興味を持って見学にみえたのは、彼女の博士論文のテーマにそった内容が「見えるかたちである」と聞いたためでした。

彼女の研究テーマは地域看護です。調査研究をしていく中で「のさりの文化」に出会いました。

熊本を中心とした九州で使われる言葉に「のさる」、「のさった」という言葉があります。「今日は、ごちそうがのさった」というふうに使う言葉ですが、彼女が二十年ほど前に保健師としてはじめて赴任した天草の離島では、病を得た人、あるいはその人を介護する人の両者が共通して「のさり」という言

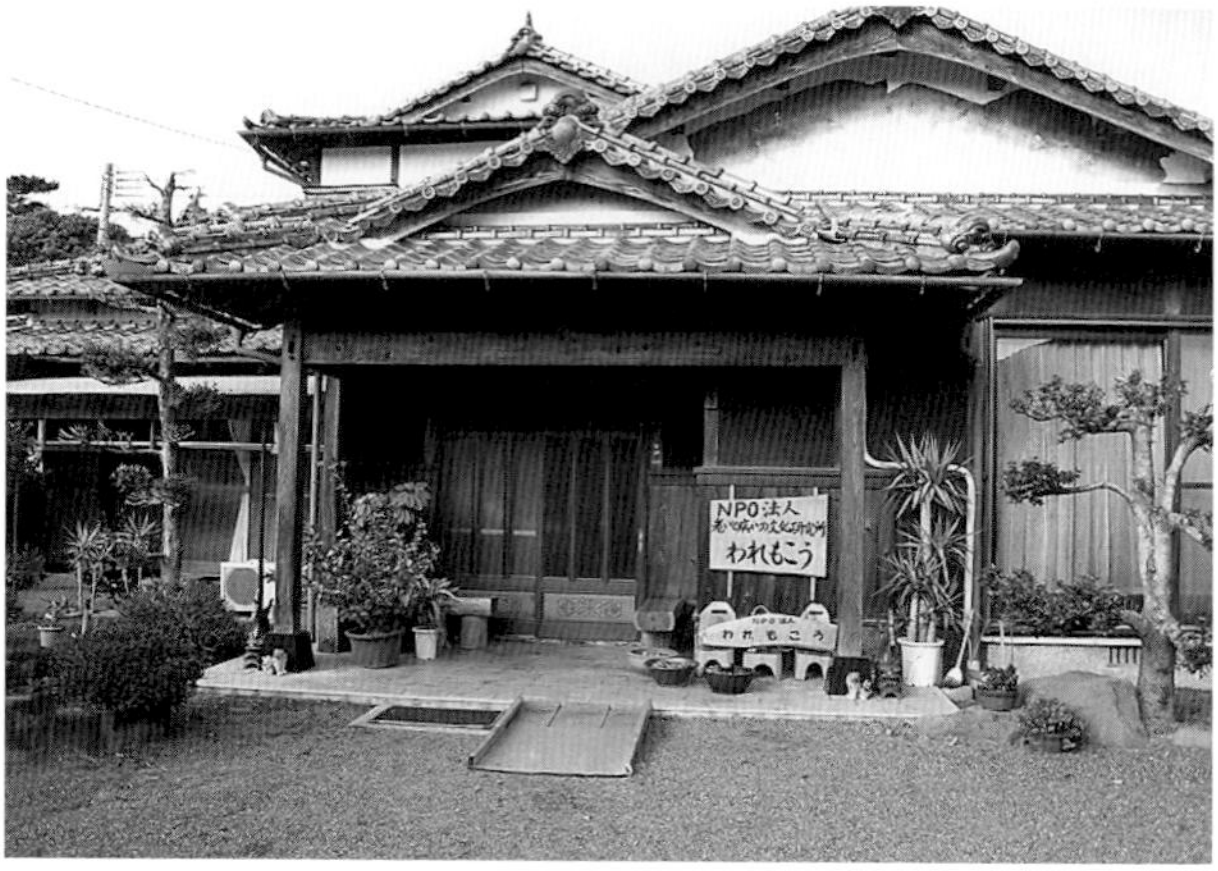

ホームホスピス「われもこう」の正面玄関

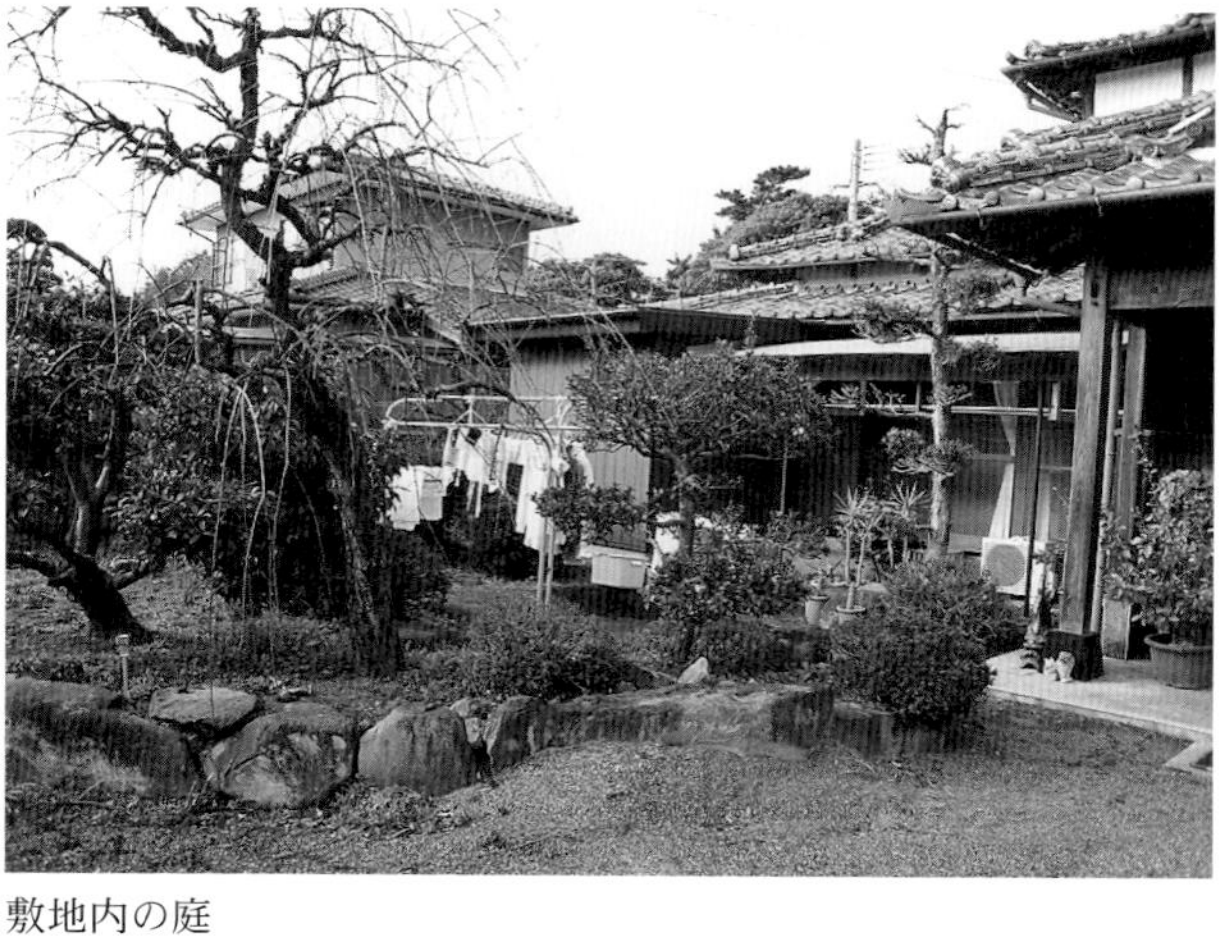

敷地内の庭

葉を使っていました。「これが私の『のさり』ですもんね」というふうに使われます。

竹熊さんの説明によると、その言葉は「(あたえられた状況を)自分がからう(担う)」という気持ちを表しているのだそうです。運命をいったん受け止めて、次に進む力がその中にあると言います。例えば、認知症が進んだお姑さんをみるお嫁さんが「のさりだから」とからりと受け止めて、世話をする。障がいのある子どもさんのことを「のさり子」と言う(英語のギフトとかチャレンジャーに通じるような言葉ですね)、その精神風土の研究がテーマでした。

研究を通して竹熊さんは、老いも病いも穏やかに受けとめる環境が必要で、それが自然に育まれるようなコミュニティ、地域にあったケアをしていかなければならないと考えるようになりました。そして出会ったホームホスピス「かあさんの家」をみて、このかたちであれば実現可能ではないかと思われたそうです。

そうした背景もあって、ホームホスピス「われもこう」の玄関には、もう一つ看板「老いと病いの文化研究所」が掲げられています。

家族と集落の受け入れ

二〇一〇年一月に開所した「われもこう」は、熊本市の郊外(熊本市城山薬師)、白川流域の肥沃な農村地帯の集落の中にあります。中心部には、今も火の見櫓が建っています。集落の農家はどっしりとした構えの家屋で、敷地内に納屋や蔵がある大きな農家が多く、恵まれた自然環境を背景に富農が多いことがうかがわれます。「われもこう」もそうした農家の一軒です。家屋は二階建てでガラス戸越しに日当りがいい縁側がみえ、その前に手入れの行きとどいた小さな庭、敷地内に今は車庫になっている納屋が二つあります。

ホームホスピス「われもこう」は幸運な出発をしたようです。「かあさんの家」をつくろうと思ったら、最初に必要になるのが「家」です。「われもこう」を開設した家は、もともと竹熊さんの伯父さんの家であり、竹熊さんご自身も子供のころからなじみのある家でした。

その伯父さんが亡くなったあと、残された伯母さんは介護が必要になり、老健施設に移っていました。ちょうど竹熊さんの思いが具体的なかたちとして見えてきたころ、伯父さんと祖母さんの法事で親戚全員がこの家に集まり、伯母さんも久しぶりに自宅に戻っていました。その席で、ホームホスピス「かあさんの家」の話をして、「この家を、ホームホスピスにしたい。そこに伯母さんに帰ってきてもらいたい」と相談したところ、皆さんが大賛成してくれたそうです。

その後、地域の自治会総会で相談したときも、集落の住民の理解をすんなりと得ることができました。むしろ諸手を上げて賛成だったと言います。

見まわせば、集落も高齢者夫婦世帯や独り住まいの高齢者が多くなっていました。あとから調べたところでは、高齢化率が五〇％を超えていたといいます。時期的にもちょうどよかったのかもしれません。しかし何より、竹熊さんの実家が地域で培ってきた篤い信頼があったのでしょう。

最初の住人・・木下先生との出会い

がらがらと玄関の引き戸を開けると、「よくいらっしゃいました」と車いすに座った見るからに品のいいお年寄りと竹熊さんが迎えてくれました。お年寄りは「木下和夫教授」。熊本大学病院や宮崎医科大学で脳神経外科の教授として勤め、学長を勤められた経歴の持ち主です。

木下先生は八十歳を前にインフルエンザ脳炎にかかられたことで気管切開し、以前入院しておられた病院では、管を抜かないようにとミトンをつけられ、尊厳を著しく傷つけられる療養生活を余儀なくされ、そのなかで表情までも失われていきました。

毎日、先生を見舞い、励ましつづけた妻の昌子さんも七十代。宮崎に来る前に熊本に住んでいた私とは、子供劇場などの活動を通して家族ぐるみでおつきあいのある方でした。彼女の心身ともに疲れきってしまった様子を案じていたときに、竹熊さんからホームホスピス「われもこう」開設の相談がありました。「渡りに船」とすぐにご紹介し、最初の住人になっていただきました。

広い洋間にベッドをおいて落ち着かれた先生は、手厚い看護と日常生活のケアを受けられるようになると、認知症はあるものの、穏やかで人格者であった現役時代の笑顔を取り戻していかれました。玄関に迎えに出てみえた先生は落ち着いたようすで、「われもこう」の家長のような存在にみえます。

昌子さんも本来の快活さを取り戻されて、先生を見舞ってはかいがいしくお世話をし、スタッフとの会話を聞いていると、彼女にとっても「われもこう」がもう一つの家のようです。地域のボランティア活動も再開し、自信をもっていきいきと過ごされています。

竹熊さんもまた、そんなお二人の様子をみて「木下先生がいらっしゃったお陰で、『われもこう』をつづける勇気がでました」と言います。

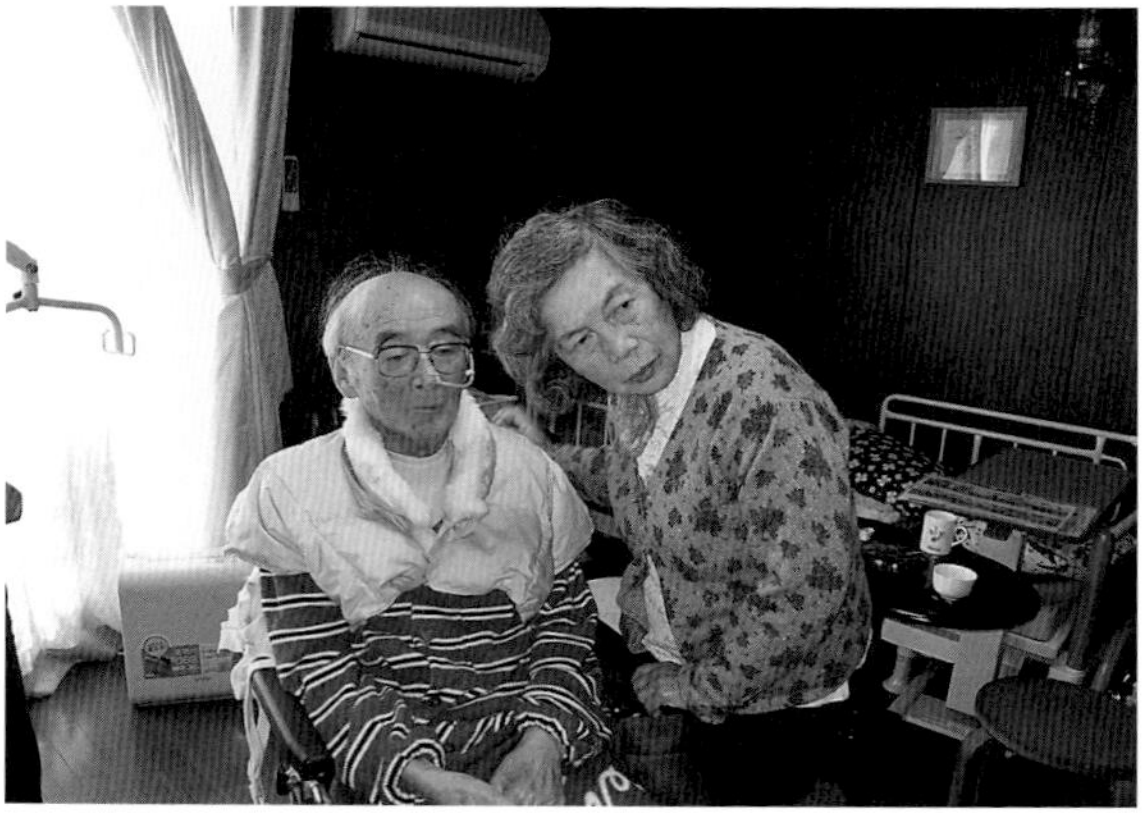

木下先生と昌子夫人

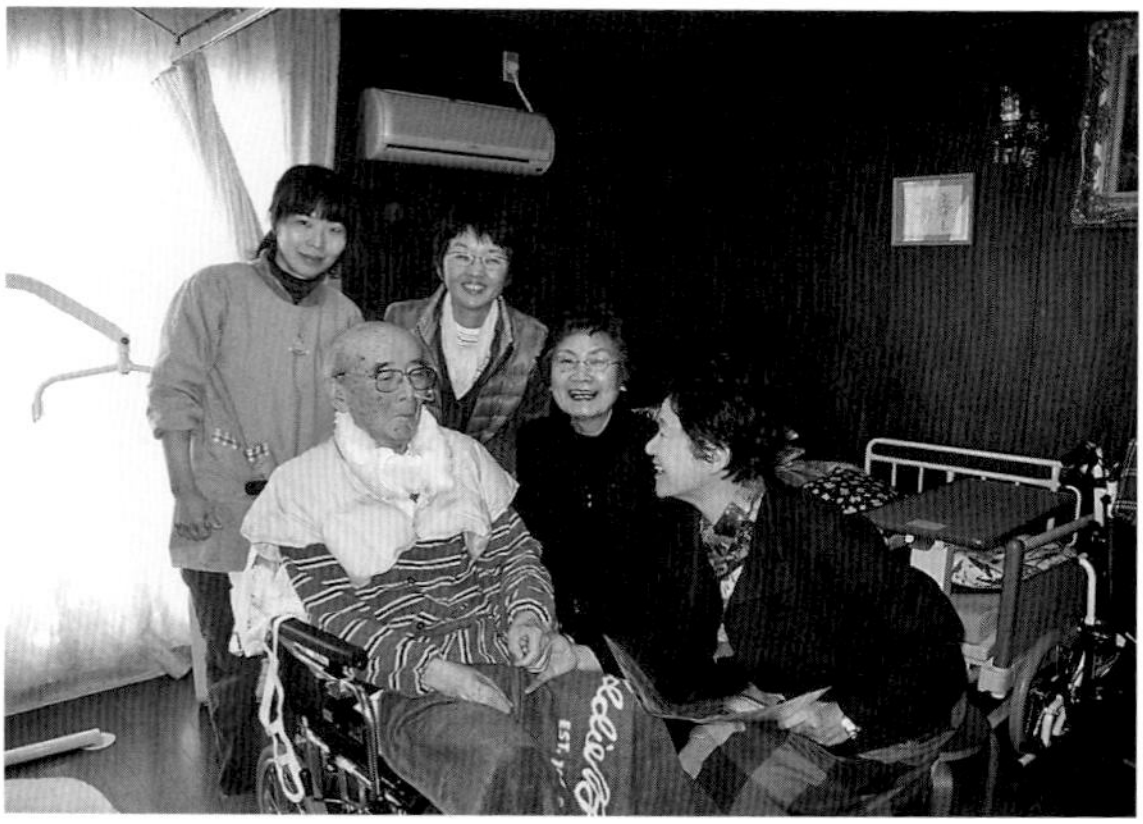

「お元気ですか、先生！」左端からスタッフ、竹熊千晶さん、久保野イツ子（HHM理事）、右・筆者

「われもこう」のかたち

初期費用、スタッフの配置など

ホームホスピス「われもこう」が入った家は、古いけれどもどっしりとした構えの二階建ての農家です。部屋数もあり、廊下や茶の間、キッチンの配置もよかったのですが、長らく空き家にしていたので傷んでいる箇所も多く、その修理や畳の張り替え、車いすで移動するためのスロープの設置、床暖房にしたりするなど改修が必要でした。そのため初期費用は三百万円ほど必要でしたが、「老いと病いの文化研究所」はそれまで任意団体でしたからなかなか助成金がおりず、竹熊さんがそれら費用のすべてを負担しました。

その後、NPO法人格を取り、ホームホスピスの仲間ということで、西日本高速道路エリアパートナーズ倶楽部から助成金を得ることができました。助成金は、見舞いに訪れる家族のための駐車場の整備やトイレをバリアフリーにする費用など、いろいろと役立てることができ、本当にありがたかったと言います。

現在（二〇一〇年十二月）、住人は木下先生を含めて六人、それを職員五人とパート職員二人、それにボランティアが支えています。スタッフは、昼三人、夜一人の体制で配置しています。昼のスタッフのなかで一番お料理が上手な人が、お食事担当です。竹熊さんは、大学の仕事がない土日を中心にスタッフとして入っています。

宮崎の「かあさんの家」のスタッフは「おばちゃん」が中心ですが、ここは若いスタッフが中心です。そばで見ていると、孫が、おじいちゃん、おばあちゃんのお世話をしているような微笑ましい雰囲気です。みんな元気いっぱいでやる気満々ですが、妊娠・出産の休暇がちょっと頭が痛いところです。彼らスタッフは、ホームホスピス「われもこう」を立ち上げた後に開設したヘルパーステーション「われもこう」から派遣しています。

外付けサービスの利用と運営費用

「われもこう」には、気管切開された高齢者や神経難病の患者さんなど医療ケアを必要とする入居者が多いため、医師の往診や訪問看護が欠かせません。幸いなことに、熊本市はドクターズネットが整備され、よく機能しているそうで、往診はもちろん緊急の対応も心配がありません。現在、二カ所の診療所から三人の医師に来てもらっています。

「われもこう」のスタッフは、竹熊さんをはじめ看護資格を持った人がいますが、二カ所の訪問看護ステーションにも入ってもらっています。基本的にはヘルパーステーション「われもこう」からスタッフを派遣するかたちをとっていますが、他所の訪問介護ステーションからもヘルパーに入ってもらっています。ケアマネジャーも外部です。入居者が今必要としているサービスメニューをつくり、それに沿って外部のケアマネジャーに計画を立てていってもらったほうが、内側でかかえこむよりもスムーズだそうです。

入居者のうち三人の方がデイサービスを利用しています。医療ニーズの高い方が利用できるデイサービスが近くにあったことも幸いでした。木下先生も週に二回通って、少しずつ歩いたり、つかまったりと残存機能を維持するためにリハビリをつづけておられます。その他にも、訪問リハビリや訪問入浴を受けておられます。

入居者が外付けサービスを利用すればするほど、「われもこう」が使える介護保険の割合は少なくなります。経営的には楽ではありません。竹熊さんは、立ち上げてしばらくが本当に大変だったと言います。

入居者からは、はじめに準備金として一五〇〇〇〇円をいただいています。

後は「かあさんの家」の料金とほぼ同じ設定で、入居者の家賃・水道光熱費・食費・消耗品等の諸雑費など居住に関わる費用が、八万五〇〇〇円、その他生活支援費が、六〇〇〇〇円～（介護度によってかわってきます）。

それに、介護保険自己負担金は入居者がそれぞれ支払います。

一年経って、少し経営的にも落ち着いてきたと言う竹熊さん。ヘルパーステーションを開設したことは、大きな力になりました。

ところで、看護師としてはもちろん、保健師や訪問看護師として長いキャリアをもつ竹熊さんですが、ホームヘルパーの資格は持っていませんでした。大学では、看護学科の教授として看護師や保健師志望の学生に在宅医療、介護・福祉についても教える立場でしたが、「われもこう」のスタッフとして働くには改めてホームヘルパーの資格を取らなければならず、急遽、特訓を受けてホームヘルパー一級の資格を取得しました。他の看護スタッフも同様です。

一般的には、看護師や保健師の資格を持っているとホームヘルパーになれますが、熊本県の条例では、改めて資格取得の必要があるのだそうで、制度の融通の利かなさがこんなところにもみえます。

「われもこう」の住人

神経難病患者とその家族

現在、入居者は老健施設から帰ってきた伯母さんを含めて六人。竹熊さんは五人を定員と考えていましたが、先日、ぜひともお母さんを入居させたいと希望する家族に請われて、高齢の女性が入院されていた精神科病棟を訪ねました。今言われる「介護難民」の典型ですが、入院時にせん妄や不穏の状態がおさまらなかったり、施設側がうまく対応できないと「落ち着くまで」と、精神科病棟に移されることがあります。六人部屋のベッドに寝ている女性を見舞って状態をみた竹熊さんは、とりあえず「われもこう」に入居していただくことにしました。

予定外の定員でしたが、急遽、木下先生がいる広い洋室の一角を仕切って事務用品を移し、それまで事務所代わり使っていた茶の間にベッドを入れました。ダイニングキッチンの隣のその部屋には前からの入居者のベッドがありましたが、お二人で使っていただくことになりました。事務所はその奥ですか

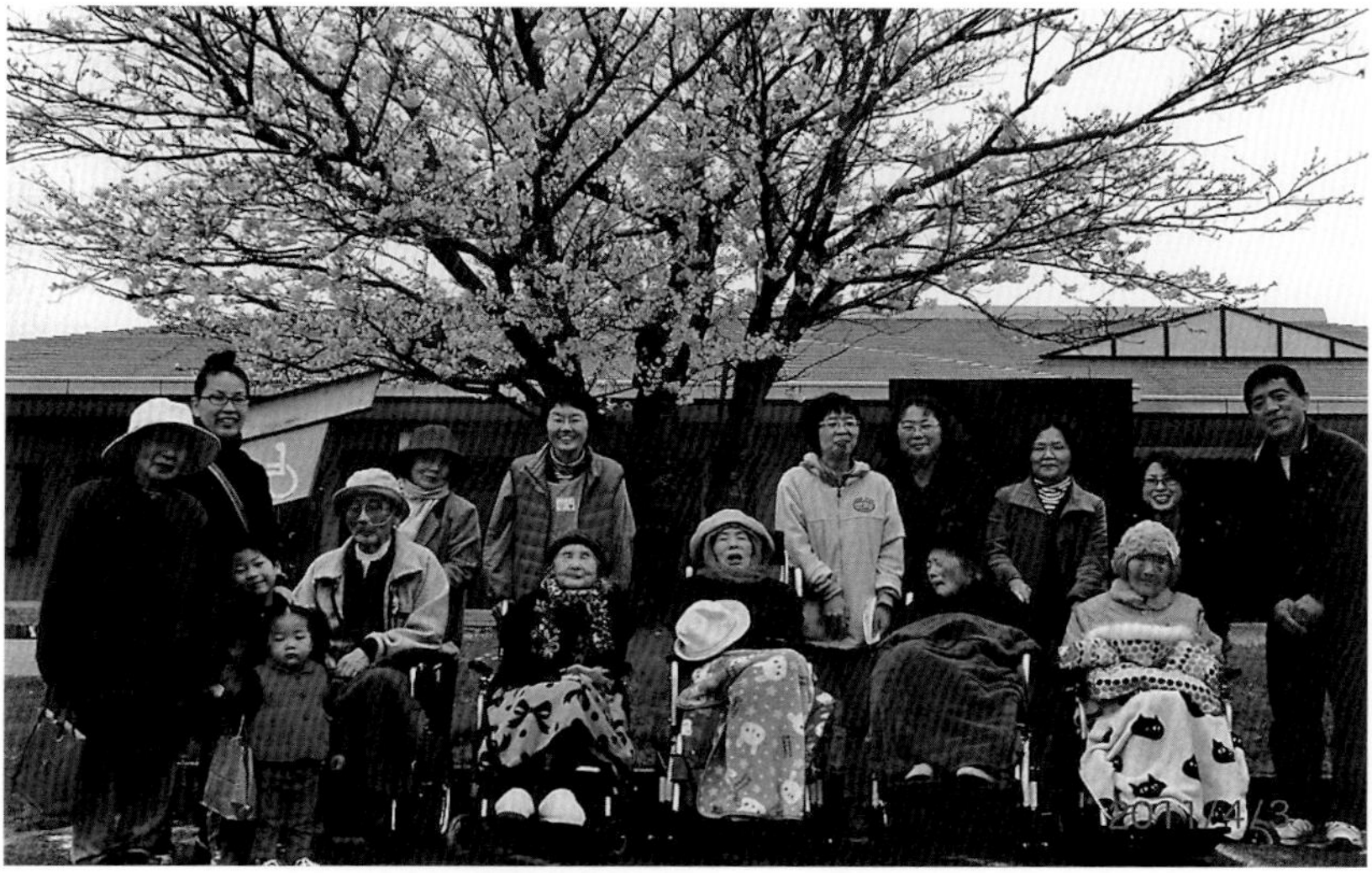

近くのデイサービスの庭でお花見

ら、始終、人が通り抜けますし、キッチンからは人声が絶えません。それでも、彼女は落ち着き、ご家族はとても安心なさったようです。

入居者のお一人、神経難病の方は、ご家族共々住んでおられます。住まいは別にあるのですが、娘さん二人はお母さんのそばにいたいと二階の部屋に仮住まいし、そこからそれぞれ仕事に出かけています。医療ニーズが高くゆっくりと進行し、長い期間のケアを必要とする神経難病の患者さんとご家族にとって、在宅で介護しつづけることはとても大変なことです。そうした家族にとって、もう一つの家としての「われもこう」は理想的な場所のように思えます。治癒は望めませんが、「われもこう」で娘さんと生活をつづけるうちに、食事がとれるようになり、顔色も表情も明るくなってきたといいます。

まず生活のケアをするホームホスピスですから、神経難病のように医療・介護の両面で長期間のケアを必要とする人にとってふさわしい施設です。「かあさんの家」でも経験があります。そうした可能性が、今後、ホームホスピスの特長として注目されていくのではないでしょうか。

「われもこう」での看取り

開設してから看取りのお手伝いした方はお二人。一人は、木下先生のすぐ後に入居された高齢の女性、九十六歳で静かな看取りでした（二〇一〇年十二月現在）。

もうお一人はまだ五十代の女性でした。看護大学で教員をされていた方でしたが、乳がんの末期になり、自分から望んで入居されました。「ここがいい」というご本人と「病院で治療してほしい」というご家族の間で言い争いになったのですが、彼女の「われもこう」で最期までという意思は明確で竹熊さんたちも支援の体制を整えていました。

残念ながら、症状コントロールのために短期間のつもりで入院され、二日後に亡くなられました。それでも、その方の意思に少しでも添えることができてよかったと言います。

離れをつくる

「われもこう」の敷地内には、以前納屋だった小屋が二つ、車庫として使われています。今、その一つを、離れとして建て替える話が進んでいます。注文主は、阿蘇に一人で住んでいる八十代後半の女性で、現在はとくに支障のない生活を送っていますが、ご自分の葬儀、献体などをきちんと決めておられるしっかりした方です。

竹熊さんの話を知り合いに聞いて、「是非、会って話しがしたい」と連絡してこられたそうです。そして、竹熊さんと話しをした後すぐに、「われもこう」の敷地内にご自分の終の住処を建てて移り住みたいという申し出があったそうです。

彼女の意思は明確で、建材が整ったらすぐに契約したい、たとえ自分が住むには間に合わなくても費用の一切はもつ、また、ご自身が亡くなった後は、「われもこう」の入居者に使ってほしいという意思表示にはご家族も納得されています。

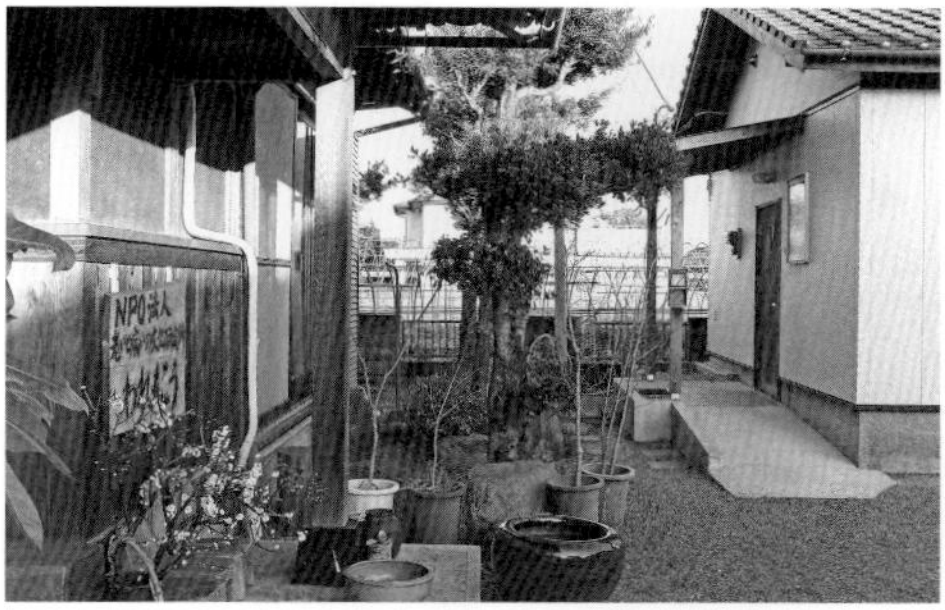

敷地内に建った離れ。もう一つの「終の住処」

＊　＊　＊

「われもこう」は開設から一年と数カ月しか経っていませんが、いろいろな方面からたいへん好意的に期待をもって迎えられているようです。すでに県北や熊本市東部から、こちらでも「われもこう」ような「家」を作ってほしいと希望する声があがっています。

竹熊さんは、「もう少し落ち着いたらもう一カ所くらいは考えたい、でも、むしろ同じ志をもつ仲間が増えて『家』が点在するようになればいい、小学校校区内に一カ所あるようになればいいのに」と言います。そうしたところと連携してやっていきたいというのが、「老いと病いの文化研究所」のテーマを具現化する構想のようです。

定期的に開く勉強会には、看護師、保健師、理学療法士、作業療法士など医療者やコメディカル、社会学を研究する人等が集います。「のさりの文化」を研究するなかで生まれたホームホスピス「われもこう」は、私たちがそこに暮らし、老いていく場所の地域性、社会性を問いかける「家」でもあるようです。

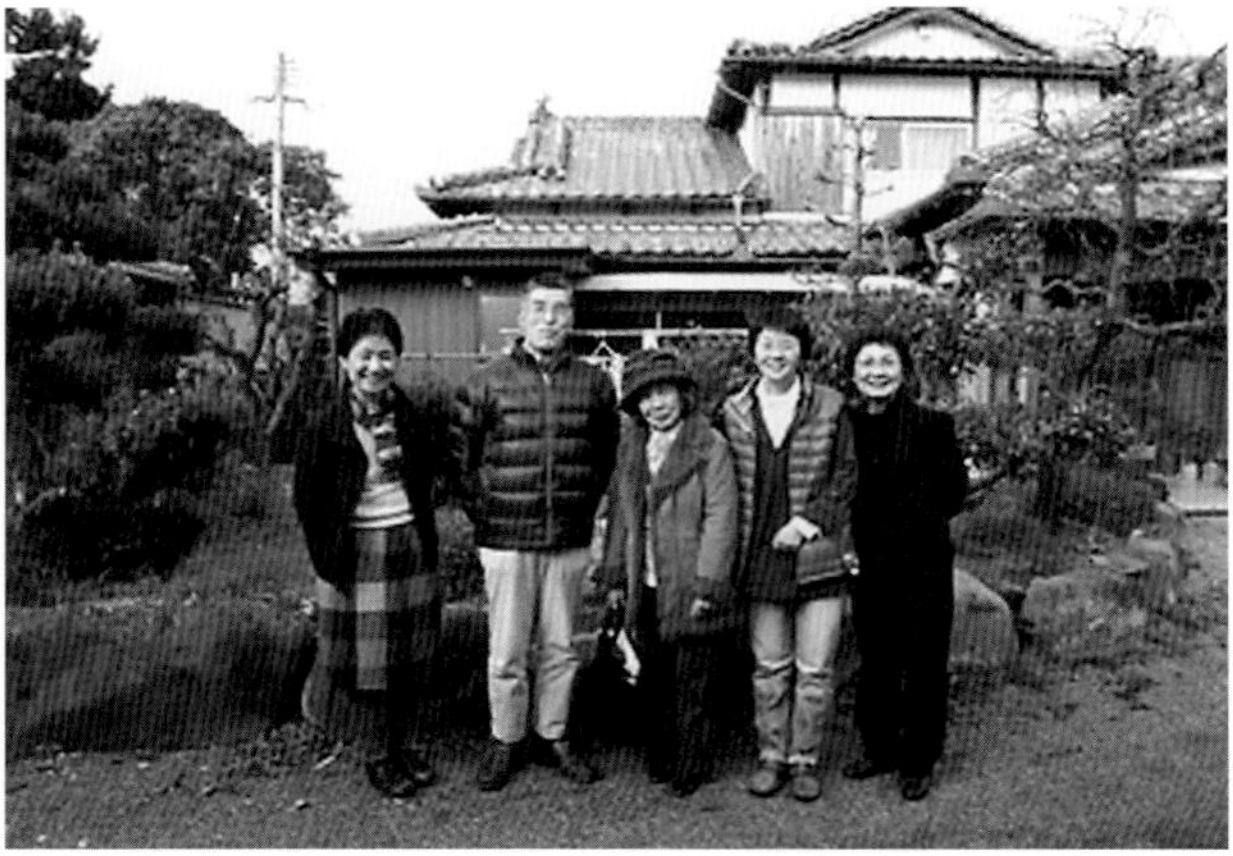

敷地内の庭の前で。左から、筆者、田口宏昭先生（われもこう監事・元熊本大学副学長）、木下昌子さん、竹熊千晶さん、久保野イツ子（HHM 理事）

＊＊＊

後日談になりますが、東日本大震災の影響で調達が遅れた建材が届き、この夏（二〇一一年）、阿蘇に住むご婦人の「離れ」が完成し、移ってみえました。今は一人暮らし。食事も自分で作り、「われもこう」の敷地内ですが独立した生活をし、ヘルパーステーション「われもこう」からは週に二日入ってお手伝いをしているそうです。

ホームホスピス「たんがくの家」・・・福岡県久留米市

〈二〇一一年一月開設〉

ホームホスピス「たんがくの家」が出来るまで

「たんがく」って

「たんがくの家」とは、ちょっと面白いネーミングです。「たんがく」とは、福岡県八女市のあたりでいう「田楽」の方言で（田んぼと楽が縮まったものでしょうか）、この地方では、カエルの呼び名でもあります。田の神様を祭って、お百姓さんたちが笛や太鼓、ささらを鳴らして歌い舞う、そのにぎやかさが田んぼで一斉に鳴くカエルの声に似ていたのかもしれません。カエル＝帰るにも通じますね。

この名前は、「NPO法人たんがく」の理事長・樋口千恵子さんが「たんがくの家」をつくる以前に主宰していた、知的障がいをもつ子どもたちと一緒に畑仕事する地域活動がNPO法人となった時につけられたものです。

古民家

久留米市の南部・上津の閑静な住宅街にあるホームホスピス「たんがくの家」はどっしりとした見事な古民家、広い前庭に車がつくと手前の部屋におばあさんが二人、窓からこちらを見てニコニコと笑っていらっしゃいます。玄関の三和土《たたき》に立つとスタッフの満面の笑顔に迎えられ、室内からは笑い声がしています。その名前通り、陽気でにぎやかな家のようです。

広い八畳のリビングは前庭に面して光が差し込み、ウッドデッキがしつらえてあります。ここは皆さんの居間兼ダイニング、もと応接間の壁はクリーム色です。このような古民家では、お客様を迎える部屋が一番格式のあるしつらえになっており、壁の色も黄色を使うのだそうです。その他の廊下や各部屋の壁は、臭いを吸収する天然素材のシラス塗りに岩料を混ぜた落ちついた蘇芳香色で、蜜蝋をしみ込ませた杉板の廊下や腰壁、源氏ふすまや障子と見事に調和しています。リビングの隣が六畳の次の間、南側に二部屋、北側に二部屋、そして東側に一部屋、六〜八畳の部屋があります。

改修にかかった費用は約一四〇〇万円。そのうち八四〇万を日本財団「夢の貯金箱」からいただき、残りは「NPO法人たんがく」を支援してくださる方が無利子で貸してくださったそうです。

料亭にしても十分通用しそうなこの「家」にたどり着くまでが、ちょっと苦労でした。

久留米市の保健所に勤めていた樋口千恵子さんは、定年の五年前に役所を辞め、それまでのライフワーク「NPO法人たんがく」と看護職としての集大成としてホームホスピスをつくることにしました。「看取りの家」をつくることに迷っていた樋口さんの肩を押したのは筆者だったとか、「ただ寄り添え

ホームホスピス「たんがくの家」

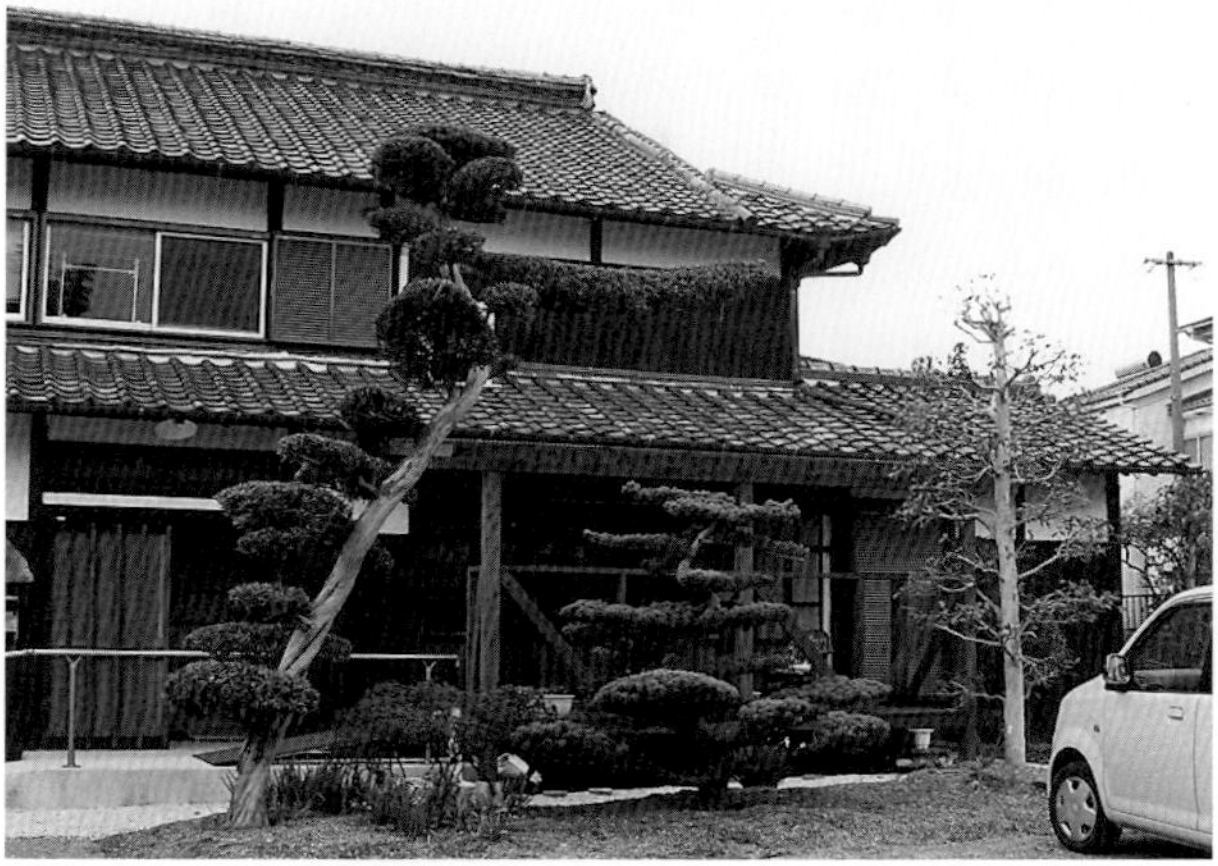

「たんがくの家」の母屋

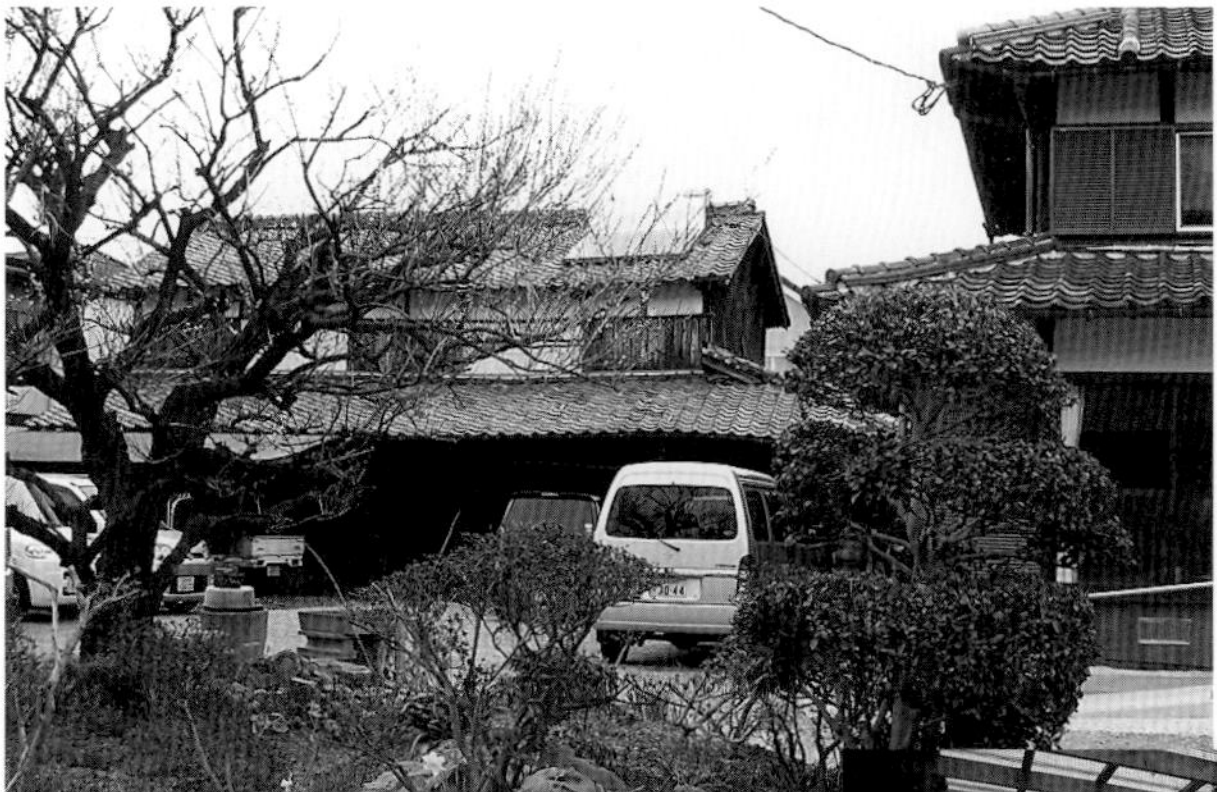

「たんがくの家」の庭

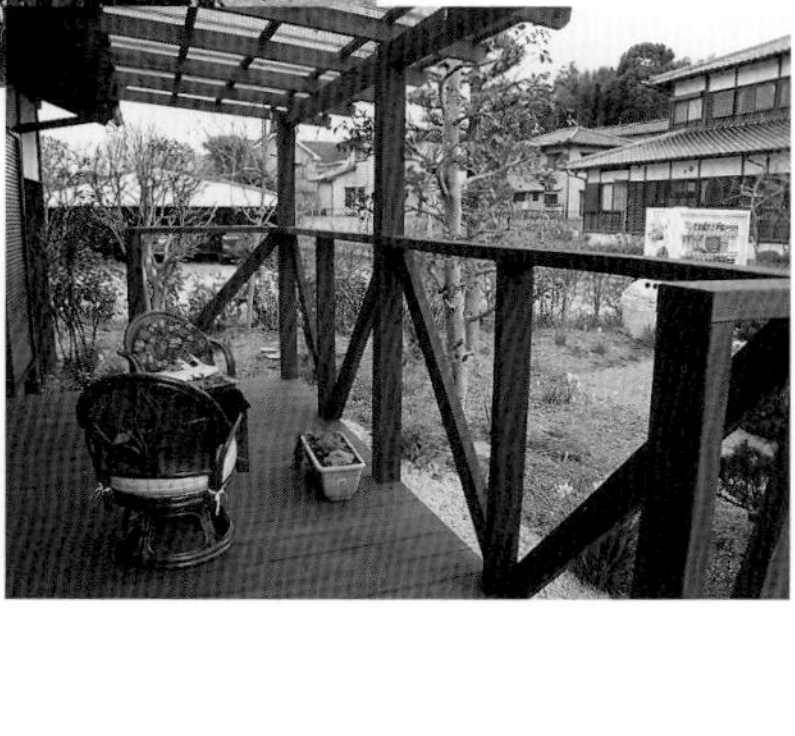

ウッドデッキ

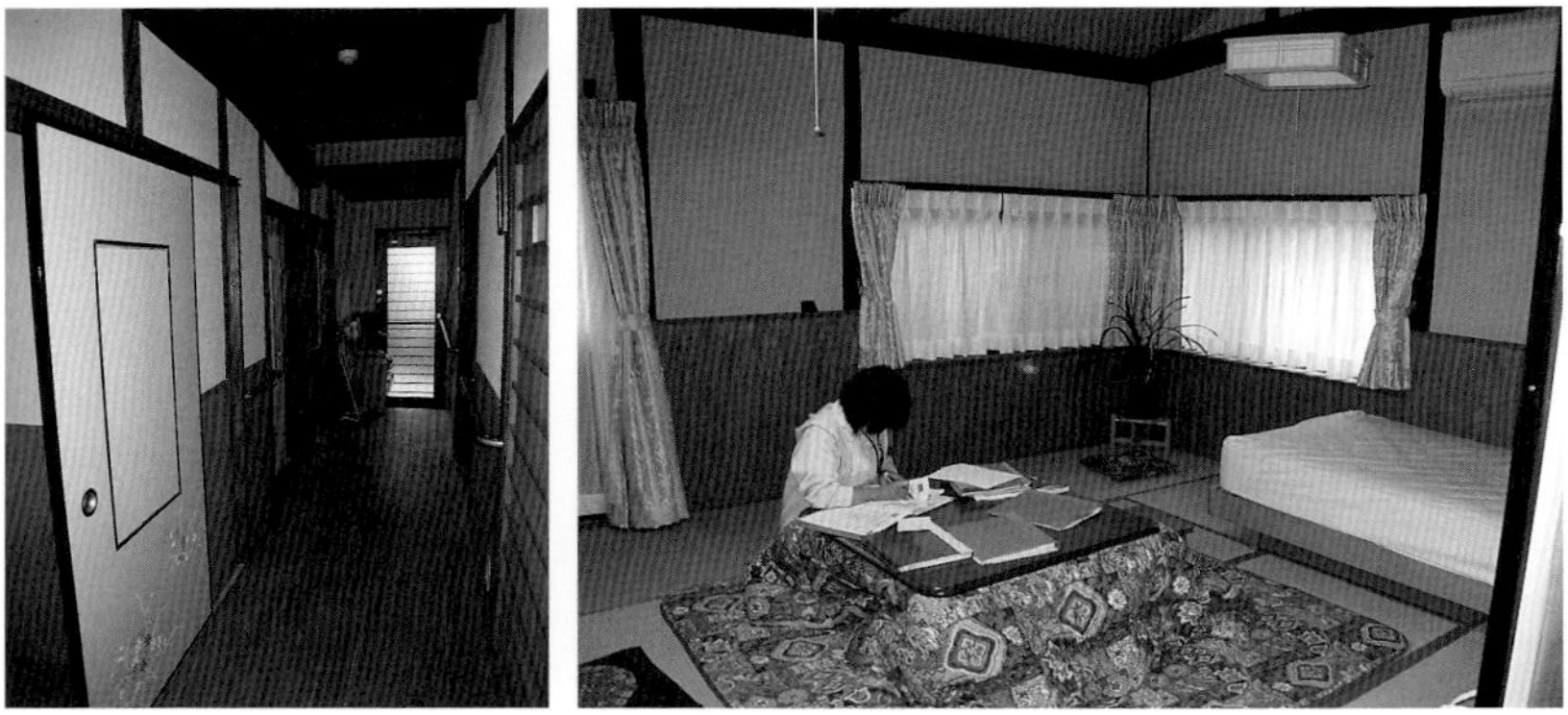

蜜蝋がしみ込んだ廊下（左）と８畳京間の和室

ばいいんじゃない」と助言したのだそうです。

コミュニティの受け入れ

昨年（二〇一〇年）の春、「ＮＰＯ法人たんがく」の活動の拠点があった八女に「家」を見つけ、自治会の説明会でも地域の人たちの了解を得られて、チラシを配るなど開設の準備に追われていました。しかし、その町内の一軒が強固に反対、影響力がある家の人だったため、コミュニティが二分する恐れがありました。「ここまで来て……」と樋口さんは悩みましたが、入居者への影響も考えた末にそこを諦めることにしました。その夏はすっかり気が抜けた状態でしたが、そこにふってわいたかのように今の大家さんと出会ったのだそうです。

ここ十年空き家のままだった家を「取り壊して更地にし、分譲しようか……」「もったいない。誰か使ってもらえる人があれば……」そんな時に、樋口さんたちが家を探しているという話を聞き、ここでよければ使ってほしいという有り難いお申し出をいただきました。その上、前の物件をはるかに上まわる大きな家屋を、わずかな家賃で貸してくださるという好条件です。

大家さんは、「たんがくの家」の他にも上津周辺の土地を所有しておられ、コミュニティの中心的な存在です。町内の住民も「ウェルカム！」の姿勢です。

住民は明るくてにぎやかなことが好きというお年寄りが多く、訪問看護ステーションたんがくとヘルパーステーションたんがく、居宅介護支援事業所の事務所に使っている家（「「たんがくの家」のすぐ側で国道三号線沿い）を破格値で貸してくださっている家主さんもそのお一人。彼女はコミュニティのリーダー的な存在で、地域のお年寄りの婦人方と「美婆会《ビーバーかい》」をつくって歌ったり踊ったり、地域の行事には積極的に参加し、「たんがくの家」でお祝い事があれば自分たちも楽しんで手伝い、得意のコーラスミュージカルも披露してくれます。最近、それに「俺たちもかたせて」と男性が三人加わり、名称は「美婆会＋G《ジー》（爺）スリー」になったとか、本当に有り難いご近所ボランティアです。

「ここに来るために、前の話がつぶれたのかもしれません」と笑う樋口さんです。

「生きる」を大切に

「たんがくの家」のパンフレットには、特徴として以下の四つが挙げられています。

「自分らしく生ききる」ために

「生きる」を大切に支え合うコミュニティ

それぞれの「生きざま」を物語に

安心・安全な食材を

その中の一つ「生きるを大切に支え合うコミュニティ」の下には、「専門家による安心・安全な環境を整え、『なんかここ、ほっとするよね』と言っていただけるサービスを提供します。地域の人々や子ども達の声が響き、お互いが支え合いながら、できることを生き甲斐に変え『ああ、あんたがおってくれてよかった』とお互いの存在を認め合うコミュニティづくりを目指します」とあります。

リビングに座って樋口さん、同じく理事を勤める山中富さんとお話をしていると、目指すところの雰囲気が自然と伝わってきます。話している間も、入居しているお母さんを迎えにきて今から外出するというご家族や、近くまで来たから寄ったというボランティア、ご近所の方が出入りし、スタッフや入居者に声をかけ、冗談を言いあって笑ったり、世間話をしたりしています。

スタッフが、「○○さん、にんじんがこげんいっぱい届いとうけん、ちょっと手伝って」と入居者のおばあさんの手をひいて、デッキに連れていき、新聞紙の上に広げられた小さな土つきにんじんを丁寧に仕分けしています。きっと「安心・安全な食材」として夕飯のお総菜になるのでしょう。仲良し姉妹のようなおばあさんがウッドデッキの椅子に向かい合って座り、スタッフと一緒に楽しそうに選り分けています。

ホームホスピス「たんがくの家」の広い敷地内には、七〇坪の畑があります。そこでつくった野菜も食卓を賑わします。先日は、ジャガイモがたくさん収穫できたので、町内の皆さんに配ってまわりまし

ホームホスピス「たんがくの家」

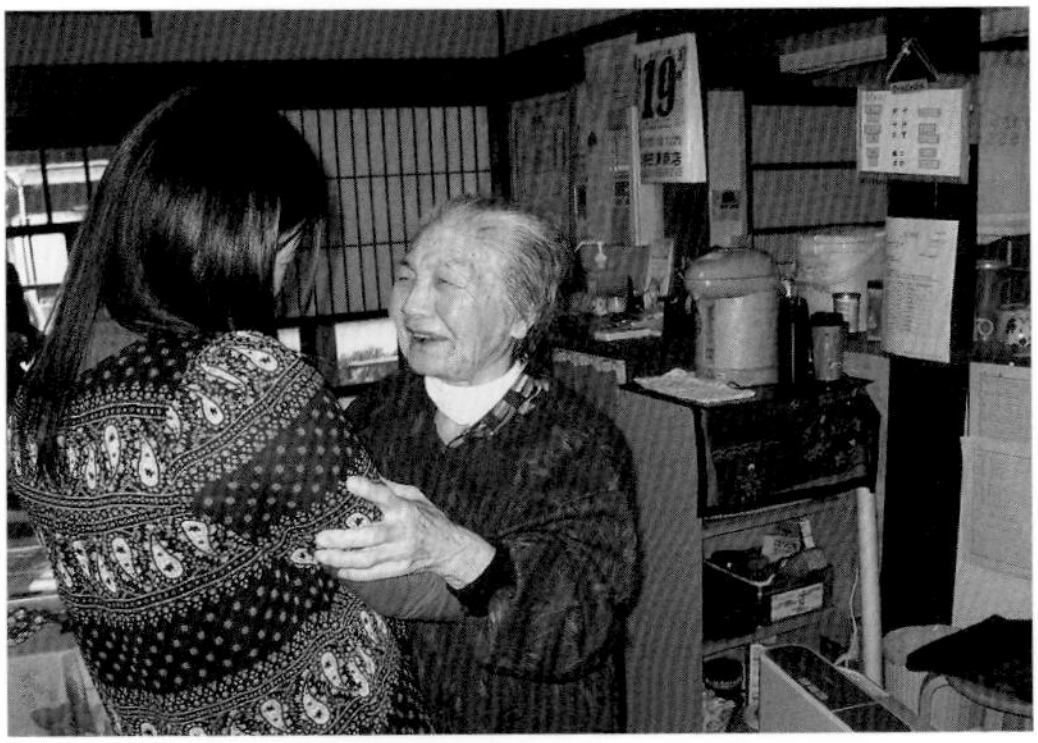

「今日は若かねえ」山中さんとハグする入居者

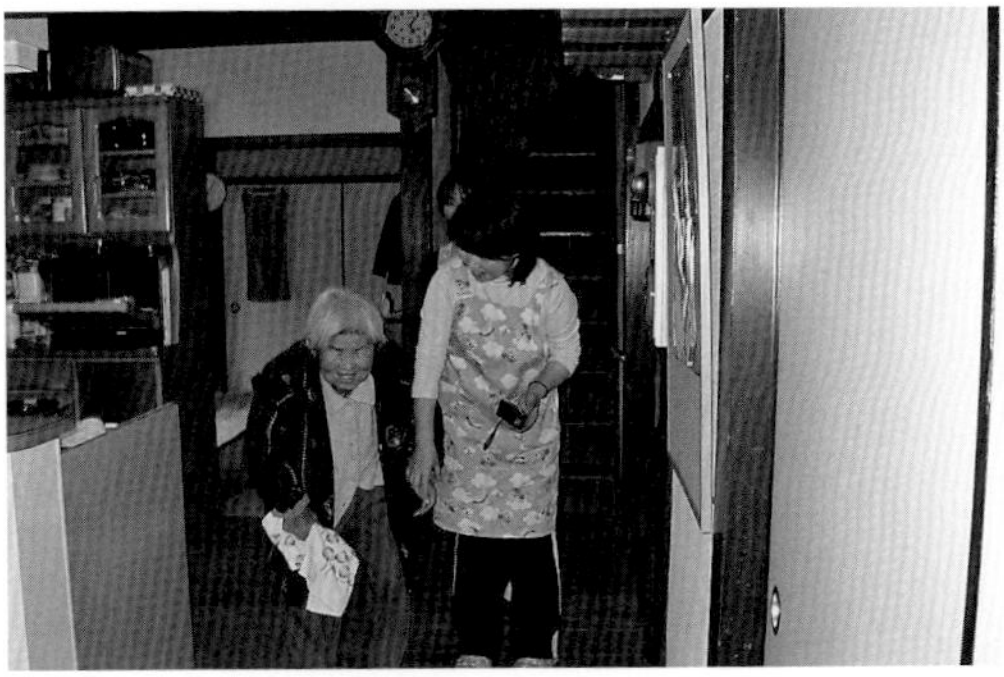

「ちょっと手伝って」

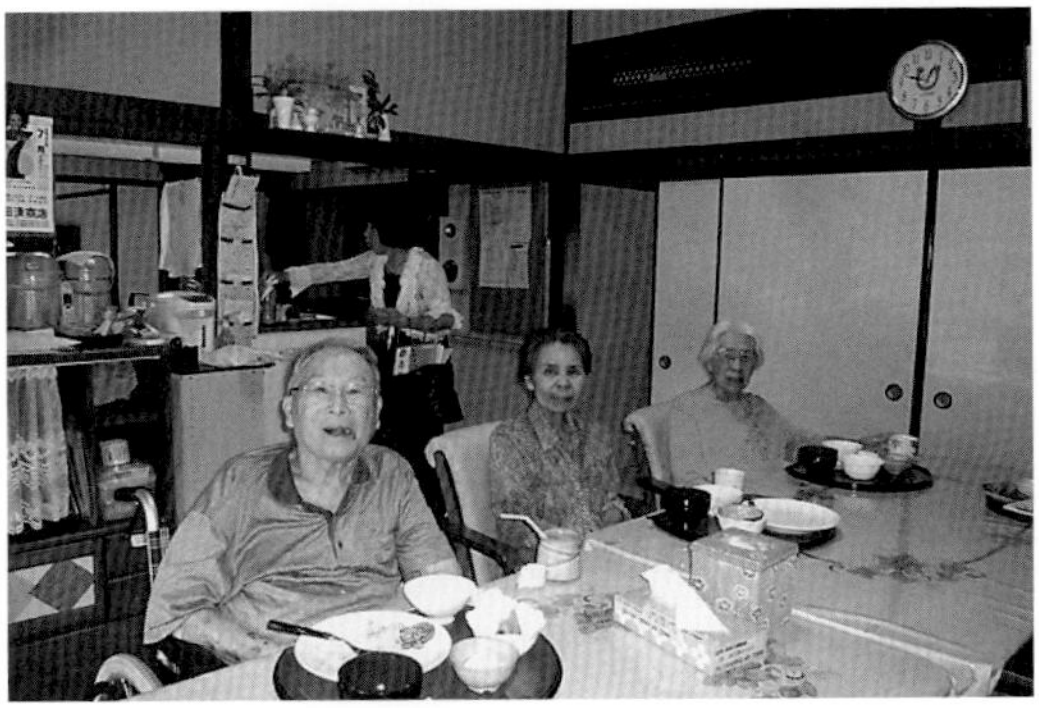

「たんがくの家」の居間

た。畑が身近にあって、収穫した作物に直に触れ、味わう、そうした日常は入居者の楽しみであり、ただ介護されて過ごす日々ではなく、生活を実感する日々につながるのではないでしょうか。

人声に誘われたのか、自室から出てみえたおばあさんは重度の認知症と聞きましたが、今日はニコニコとご機嫌です。山中さんが「今日は、宮崎からお客様がみえとっとよ」と声をかけながらさっと立って手を引き、「○○さん、今日はいくつ?」と尋ねると、恥ずかしそうに「二十二よ」と答えるおばあさん。「まあ、今日は若かねえ」と言って自然にハグしあっています。

乳がんの末期、腎臓がん、心不全などの病いをかかえていたり、重度の認知症であったりする入居者が、「たんがくの家」で穏やかに、包まれるようにして暮らしていることが伝わってきます。

「たんがくの家」のかたち

スタッフの体制と利用料金

二〇一一年一月に開設した「たんがくの家」ですが、入居希望者は増える一方で、四月には近所の民家を借り、改修を行って六畳二間とリビングがある離れをつくり、入居者は、母屋と離れを合わせて九人になりました。

母屋と離れに、昼間は介護職二~三人、看護職二~三人、夜間は介護職二人、看護職一人が「NPO法人たんがく」の介護保険事業所から入って二十四時間体制で見守っています。また、医療機関は、近所の四カ所の在宅療養支援診療所の医師に往診に来てもらっています。

入居一時金として、一五〇〇〇〇円。

利用料金としては、部屋ごとに少しずつ違いますが、居室料四万五〇〇〇円、食費四万五〇〇〇円、水・光熱費一〇〇〇〇円、生活支援費四万五〇〇〇円で、合計が一四〇〇〇〇円～一四万五〇〇〇円くらいに設定されています。

入居一時金は一カ月五〇〇〇〇円で三カ月で償却されます。介護保険・医療保険の自己負担金がありますの他、日用雑貨（オムツなど）、経管栄養、気管切開などの介助を必要とする人には介助手数料五〇〇円／一日、家族代行料として一〇〇〇円などが別途必要です。

「たんがくの家」での看取り

ホームホスピス「たんがくの家」で看取った方は二人です。

一人は、大腸がんが全身に転移した方で、認知症の奥様と「最後は二人で過ごしてほしい」というご家族の希望で入居。先に入居していた奥様の不穏などもあり、ご夫婦の気持ちが落ち着くのに少し時間を要したそうですが、最後は奥様に手をとられながら亡くなられたそうです。この男性は、「たんがくの家」に入居して二カ月と二週間を過ごされました。リビングの側の部屋だったので話し声や食事等の物音がうるさいのではないかと心配しましたが、日常の生活音が聞こえる方が安らぐと言って、スタッフのお孫さんがたまに部屋に入ってきて話しかけたりするのをむしろ喜んでおられたそうです。「枯れるように」静かに逝かれたといいます。

もうお一人も医療ニーズが高い方で、下血をくり返し状態は厳しかったようですが、ぎりぎりまで意識がはっきりとされており、穏やかに逝かれたといいます。

どちらも厳しい状態の方でしたが、「たんがくの家」のような医療・介護のスタッフがいる在宅での看取りをはじめて経験するという医師とともに看取りました。二つの看取りの経験を通して、「たんがくの家」のチームワークがとてもうまくいくようになりました。

今、入居を予定されている方は高次脳障害の厳しい状態で、長い療養が予想されますが、ホスピスや介護施設の対象にはなりません。そういう状態の方にも入居してもらえるホームホスピス「たんがくの家」、自信を持って引き受けていきたい樋口さんとスタッフです。

地域に開かれた「たんがくの家」

パソコン教室

今、樋口さんは「たんがくの家」で、地域のお年寄りと子ども達に向けたパソコン教室を開こうと準備しています。もちろん入居者も参加します。ＮＨＫ厚生事業団から寄贈された三台のパソコンと久留米市のシニアネットから下取りする五台のパソコンを使って、まずは暑中見舞いのはがきからはじめようかと思っています。

これは、トヨタ財団二〇一〇年の地域社会プログラムに、「応援するばい！　あなたの命、わたしの命、みんなの命—在宅ホスピス事業を通して支え合うコミュニティ」という名で応募し、選ばれたプロジェクト一環です。

地域の人たちとともに、畑を作り、収穫祭をし、ミュージカルやフラダンス、落語などの楽しい催しをする中で、みんなができることを交換し合い、互いの存在を認め合う。そこから自然にがんばる力が湧いてくる地域づくりを目指したこのプロジェクトに、「たんがくの家」のスタッフはもちろん、入居者も可能な限り参加しています。ただ、参加させてもらうだけでなく、こちらからも発信していく。楽しいことであれば、地域の人たちも喜んで参加してくれます。

『たんがくの家』は、地域の人たちが素通りしてしまうような家になってはいけない」と言う樋口さんです。大人も子どももお年寄りも、健常者も病気や障がいをかかえている人、認知症の人も、みんなともに生きていく地域づくり、そのなかに「たんがくの家」を位置づけていく活動です。

今、「NPO法人たんがく」では、ヘルパー養成講座も開いています。いずれその中から地域ボランティアが出てくれればと願っています。

地域医療の展開

樋口千恵子さんは、京都の堀川病院で保健師として地域医療に携わってきました。京都の堀川病院は日本の在宅医療において先駆的な役割を果たしてきました。一九七四年には院内に居宅療養部を設け、積極的に在宅ケアを進めています。そこで学んだことは、久留米に帰り保健師として行政に携わっていても、常に樋口さんの中に生きつづけました。「NPO法人たんがく」のはじめに取り組んだ活動、知的障がいのある子ども達と畑作りをしながらふれあう活動もその一環でしたし、ライフワークとして取り組む「たんがくの家」はその集大成として樋口さんは自分の中で位置づけられています。

これからの展望をお尋ねすると、「近くにもう一軒つくりたい」。地域にこうした「家」＝点が増えることで、面になっていけばいい、そうして全体に地域医療が広がっていくこと、と即座に答えが返ってきました。さらに、地域で暮らす医療・介護の依存度の高い子ども達を支援する「おたまじゃくしの家」をつくるのが夢、という樋口さん。

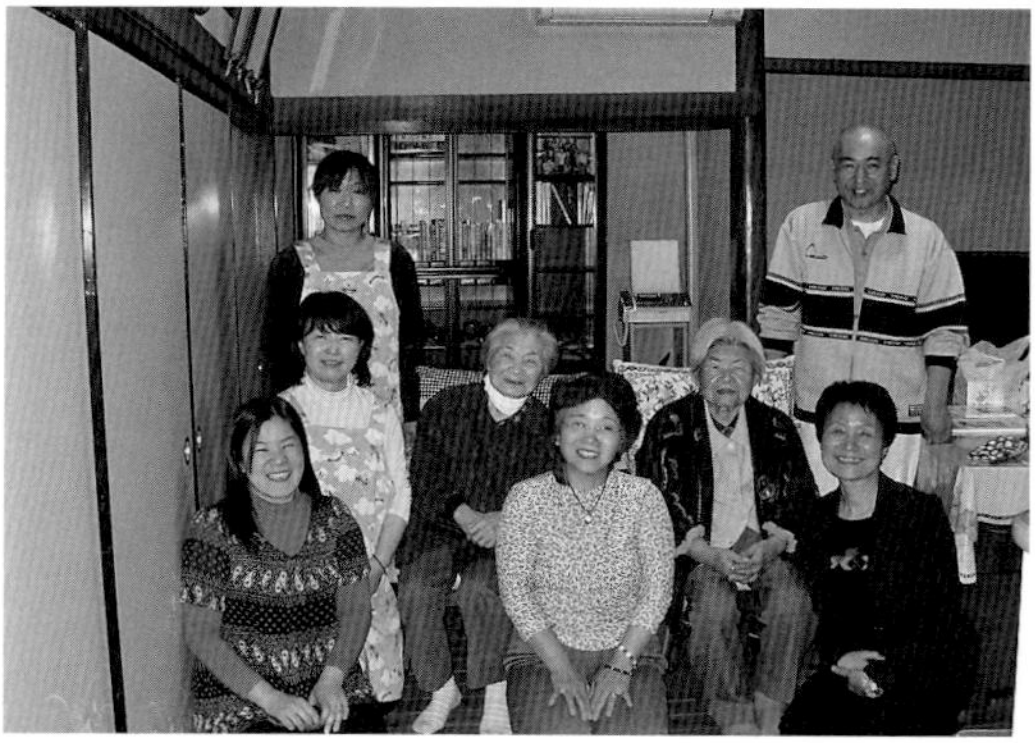
「たんがくの家」の入居者とスタッフ。手前から左端・山中富さん、中央・樋口千恵子さん、右端・筆者

地域をしっかり見据えて、そこに大きな夢を描き、着々と実現していく情熱と行動力が樋口さんにはあります。お話ししているうちに、地域全体を引っ張っていくダイナミックなホームホスピスが、ムーブメントとして広がっていく、そんな将来が見えてきました。

■ホームホスピス「かあさんの家」

NPO 法人ホームホスピス宮崎　本部（ケアサロン恒久）	
管理者／理事長　市原　美穂	
〒 880-0913　宮崎県宮崎市恒久 2 丁目 19-6	tel 0985-72-8787　fax 0985-53-6054
併設事業	訪問介護ステーションぱりおん　居宅介護支援センターぱりおん
ホームホスピス「かあさんの家　曽師」	2004 年 6 月開設
〒 880-0875　宮崎市曽師町 58 番地	tel/fax 0985-60-7732
ホームホスピス「かあさんの家　霧島」	2004 年 11 月開設
〒 880-0032　宮崎市霧島 4 丁目 123 番地	tel/fax 0985-29-6725
ホームホスピス「かあさんの家　檍」	2007 年 4 月開設
〒 880-0841　宮崎市吉村町江田原町甲 218-23	tel/fax 0985-28-8388
ホームホスピス「かあさんの家　月見ヶ丘」	2010 年 11 月開設
〒 880-0926　宮崎市月見ヶ丘 5 丁目 3-12	tel/fax 0985-53-6056

■ホームホスピス「かあさんの家」の仲間＊

ホームホスピス「神戸なごみの家」	2009 年 2 月開設
管理者：松本京子 (看護師・緩和ケア認定看護師)	運営主体：NPO 法人なごみ
〒 653-0879　兵庫県神戸市長田区雲雀丘 2 丁目 2-3	tel 078-631-1630
併設事業	訪問看護ステーションあさんて　居宅介護支援事業所 ヘルパーステーションあさんて
ホームホスピス「愛逢の家」	2009 年 11 月開設
管理者：兼行栄子（看護師）	運営母体：NPO 法人愛逢
〒 661-0953　兵庫県尼崎市東園田町 9-40-4	tel/fax 06-6499-3228
併設事業	訪問介護事業所「NPO 愛逢」（愛逢ケアプランセンター／訪問介護ステーション）
ホームホスピス「われもこう」	2010 年 4 月開設
管理者：竹熊千晶（保健師・看護師・看護大学教員）	運営母体：NPO 法人老いと病の文化研究所
〒 860-0065　熊本県熊本市城山薬師 2 丁目 7-1	tel/fax 096-329-7833
併設事業	ヘルパーステーションわれもこう
ホームホスピス「たんがくの家」	2011 年 1 月開設
管理者：弓削田るみ子（看護師）	運営主体：NPO 法人たんがく
〒 830-0052　福岡県久留米市上津町 1398-1	tel 0942-27-7349　fax 0942-65-9895
併設事業	訪問看護ステーションたんがく　ヘルパーステーションたんがく ケアプランセンターたんがく
ホームホスピス「オハナ」	2011 年 3 月開設
管理者：前田真由美（看護師）	運営主体：NPO 法人オハナ
〒 853-3322　長崎県南松浦郡新上五島町阿瀬津郷 588 番地 1	tel 0959-42-2860
併設事業	訪問介護ステーションオハナ
ホームホスピス「ひなたの家」	2011 年 6 月開設
管理者：金居久美子（看護師）	運営主体：NPO 法人ひなた
〒 671-0232　兵庫県姫路市御国野町御着 237-1	tel 079-252-7778　fax 079-227-8788
併設事業	訪問看護ステーションひなた　ヘルパーステーションひなた　居宅介護支援事業所

＊「かあさんの家」とホームホスピスの理念を共有する事業所です。全国のホームホスピスをすべて網羅しているわけではありません。
この他にも熱心に取り組んでいる事業所があると思います。是非、情報をお寄せください。新しいケアのかたちを模索する仲間になってください。

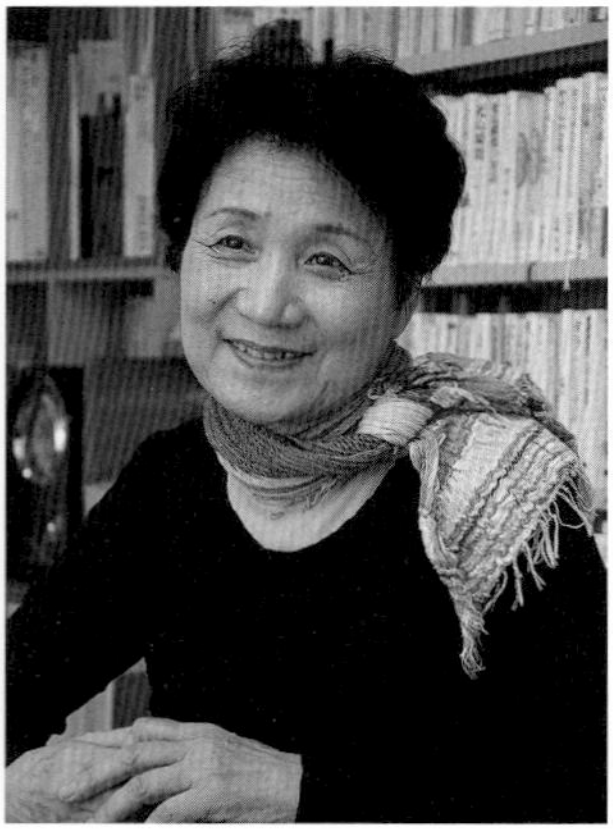

市原　美穂（ichihara miho）

1947 年　宮崎県生まれ。1969 年　熊本県立熊本女子大学卒業。
1987 年　夫が宮崎市に内科の無床診療所「いちはら医院」を開業したのをきっかけに、事務長兼裏方として医療現場に携わって現在に至る。
1996 年　米国オレゴン州ポートランド市及びカルフォルニア州サンタバーバラ市に在宅ホスピス事情視察研修。
1998 年　「ホームホスピス宮崎」設立に参画。
2002 年　「特定非営利活動法人ホームホスピス宮崎」理事長に就任。
2009 年　英国エジンバラ、ロンドン「がん患者支援マギーズセンター」視察研修。
2010 年　デンマークの高齢者の住まい方や福祉・医療の実情視察研修。
2015 年　一般社団法人「全国ホームホスピス協会」設立。理事長就任。
第 67 回保健文化賞を「ホームホスピス宮崎」が受賞。

・ＮＨＫ総合テレビヒューマンドキュメンタリー「最期の家」放映。
・「毎日介護賞・アフラック賞」受賞（毎日新聞社主催）。
・「社会貢献者貢」受賞（社会貢献支援財団）。
・「新しい医療のかたち賞」受賞（医療の質・安全学会）。
・宮崎ホスピスガイドブック「病院から家に帰る時読む本」（木星舎）編著、2010 年刊。
・『ホームホスピス「かあさんの家」のつくり方２　暮らしのなかで逝く』2014 年刊

ホームホスピス「かあさんの家」のつくり方

2011 年 11 月 1 日　第 1 刷発行
2015 年 12 月 4 日　第 3 刷発行

著　者　市原　美穂

発行者　古野たづ子

発行所　図書出版木星舎
〒 814-0002　福岡市早良区西新 7 丁目 1-58-207
tel 092-833-7140　fax 092-833-7141

印刷・製本　大同印刷株式会社

ISBN978-4-901483-47-6